Die in diesem Buch vorgestellten Gedanken, Behandlungsmethoden, Indikationen oder Anregungen sind die Meinung bzw. Erfahrung des Verfassers oder Verlages. Sie haben einen empirischen Hintergrund und werden hier verantwortungsvoll vorgestellt. Massive körperliche Beschwerden oder ernsthafte seelische Probleme gehören grundsätzlich in die Hand eines erfahrenen Therapeuten oder Arztes und sollten vor Selbstversuchen unbedingt diagnostisch abgeklärt werden. Eine Haftung für etwaige Personen-, Sach- oder Vermögensschäden ist ausgeschlossen.

ISBN 978-3-940395-09-2

Satz und Einbandgestaltung: Isotrop-Verlag

Peter Latsch

Bach - Blüten Kartenbuch

Ein kleiner Ratgeber zur Bach-Blüten Therapie
mit Buchteil und 38 Postkarten

Isotrop - Verlag

Inhalt :

Bachblüten - eine kleine Einführung

Schon immer bedient sich die Menscheit aus dem Garten der Natur. Pflanzen zur Ernährung, Heilung, als Schutz, Werkzeug oder anderem praktischen Nutzen, oder aber auch aus reiner Freude an der Schönheit, der Form, dem Duft oder der Farbe, die Wohlbefinden und Glück und oftmals andächtiges Erstaunen über die Wunder der Natur vermitteln.

Auch Bachblüten sind Heilmittel aus dem Fundus der Natur. Ihre Wirkungsweise basiert allerdings nicht auf den substanziellen Bestandteilen der Pflanze. Diese werden z. B. in der Phytotherapie verwendet, bei der mit den biologisch, chemisch wirksamen Substanzen der Pflanzen gearbeitet wird. Wie oben auch schon beschrieben, gibt es nicht nur den substanziellen, praktischen stofflichen Effekt, sondern auch den emotionalen, seelischen nichtstofflichen.

Die Heilweise der Bachblüten basiert auf diesen nichtstofflichen Aspekten der Pflanzen, die als Ausgleich auf unsere emotionalen Disharmonien wirken.

Jetzt brauchen wir noch zum Verständnis einen kleinen Ausflug in die analytische Psychologie, - keine Angst, nur einen einzigen, aber grundlegenden Begriff, der Archetypus (griechisch: Urbild).

Der Archetypus bezeichnet die Urbilder menschlicher Vorstellungsmuster, also Grundstrukturen der Psyche. Diese Grundstrukturen sind aus den Ur-Erfahrungen der Menschheit entstanden und haben sich, analog zum

Geenpool der Chromosomen auf der materiellen Seite, im kollektiven Unbewussten entwickelt und gesammelt. Sie strukturieren und präfigurieren die Emotions- und Gefühlswelt in uns und lenken so unsere Reaktionen, Interaktionen und Einsichten zwischen uns und unserer Umwelt und unseren Mitmenschen.

Dr. Bach entdeckte nun auf sensitive Weise Pflanzenenergien, die auf diese Grundmuster wirken. Er fand 38 verschiedene Grundmuster, die alle Aspekte der Psyche abdecken. Da diese Grundmuster (Archetypen) uns allen gemeinsam und in jedem von uns sind, treffen sie auch auf jeden zu.

Er hatte so eine universelle und einfache Möglichkeit der Heilung gefunden, die er bei Bedarf bei jedem Menschen anwenden konnte.

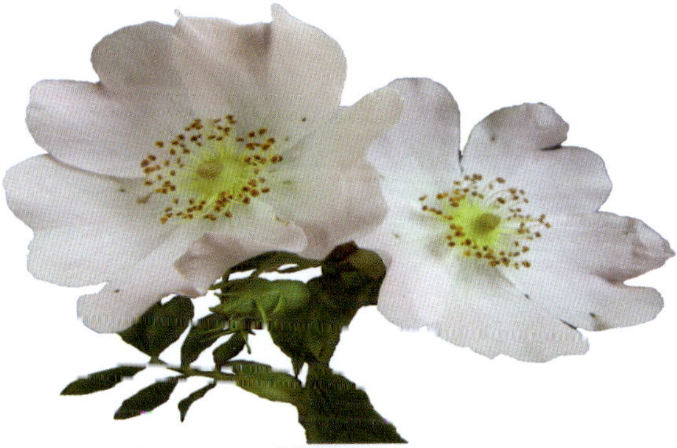

Dr. Edward Bach und seine Blütenessenzen

Edward Bach wure 1886 in Mosely in der Nähe von Birmingham/England geboren. Er studierte Medizin und leitete zeitweise die Unfallstation der Universitätsklinik in London. Später trat er dort eine Assistenzstelle in der bakteriologischen Abteilung an. Während dieser Zeit erforschte und entdeckte er Impfstoffe aus Bakterien der Darmflora. In der Folgezeit beschäftigte er sich intensiv mit der Homöopathie und fand neue pflanzliche Heilmittel und auch eine neue Methode, um daraus Arzneimittel herzustellen. Langsam entwickelte sich daraus die heutige Bachblütentherapie, eine inzwischen allgemein bekannte Therapiemethode, deren Grundidee nach Dr. Bach „Behandle den Menschen und nicht die Krankheit" lautet. Als damals bekannter Immunologe, Pathologe und Homöopath erkannte er als häufige Ursache von Krankheiten, dass sie nicht auf körperliche Ursachen zurückzuführen seien, sondern vielmehr auf eine tieferliegende Störung des seelischen Gleichgewichts. Er nannte diese „Negative Gemütszustände", die er mit Hilfe der von ihm ausgewählten Pflanzen-Essenzen heilen konnte. Während seiner 16-jährigen Tätigkeit als Facharzt vertiefte und bestätigte er seine Erkenntnisse und arbeitete ab 1930 ausschließlich daran, das System der Bachblüten zu verbessern.

Die Herstellung der Blütenessenzen

Dr. Bach hatte bestimmte Krankheitsbilder oder negative Seelenkonzepte vor sich, als er die jeweils entsprechenden Blüten intuitiv entdeckte. Er erforschte, zu welchem Zeitpunkt die Blüten ihre grösste Wirksamkeit gegen das jeweilige negative Seelenkonzept entwickelten. In welchem Quellwasser sie die grösste Heilkraft abgaben, und wie lange dieses Wasser mit den Blüten der Kraft der Sonne ausgesetzt werden sollte, um die Heilkraft optimal in das Wasser zu übertragen. Welcher Alkohol half diese speziellen Essenzen dauerhaft haltbar zu machen, ohne die geistige Heilkraft zu beinflussen.

Die wild wachsenden Pflanzen, deren Blüten man zu Bach-Blütenmittel verarbeitet, werden noch heute an identischen Standorten gesammelt, die Dr. Bach beschrieben hat. Der gewonnene Blütenextrakt wird mit der gleichen Menge Branntwein konserviert. Man erhält so die Urtinktur, auch *Motheressenz* genannt. Diese wird dann anschliessend entsprechend verdünnt. Zur Behandlung werden dann jeweils ein bis drei Tropfen der Grundsubstanz aus der *Stockbottle* mit Wasser verdünnt eingenommen. Man kann auch zwei Tropfen der jeweilig indizierten Bachblüte aus der *Stockbottle* in ein Glas Wasser geben und in kleinen Schlucken über den Tag verteilt trinken.

Dr. Bach nahm zunächst die Tautropfen der betreffenden Blüte und experimentierte damit. Da die Menge der einzelnen Tropfen nicht ausreichend war, erprobte er andere

Verfahren, um die in der Pflanze verborgenen Informationen als Schwingung auf Wasser zu übertragen und fand die Sonnenmethode und die Kochmethode als wirksam heraus. Diese Herstellungsvorschriften für Bachblüten sind im Britischen Homöopathischen Arzneibuch (British Homoeopathic Pharmacopoeia) niedergeschrieben. Die von der Sonne beschienenen Blüten werden morgens zwischen 8 und 9 Uhr, ohne sie zu berühren, in Einstimmung mit den Pflanzenwesen gepflückt und für 3 - 4 Stunden in eine Glasschale mit reinem Quellwasser gelegt. Diese Schale muss dann in der Nähe der Pflanze stehen. Kein Schatten darf die Schale treffen, da dadurch die Wirksamkeit der Essenz verringert wird. Dabei versuchte Dr. Bach eine Verbindung zum Pflanzenwesen zu finden, um in Einklang mit der Pflanze zu handeln. Die Sonnenmethode ist für alle Pflanzen geeignet, deren Blütezeit in der Jahreszeit mit intensiver Sonneneinstrahlung liegt.

Für die Herstellung der Essenzen aus Frühblühern, besonders von Baumblüten, reicht die Intensität des Sonnenlichtes nicht aus. Diese Essenzen stellte er nach der Kochmethode her. Blühende Zweigstücke bzw. die Blüten wurden direkt nach der Ernte vor Ort sofort für ca. 20 Minuten gekocht.
Die Bach-Blüte Nr. 27, Rock Water, ist ein Wasser aus einer heilkräftigen Quelle.

Im nächsten Arbeitsschritt werden, unabhängig von der gewählten Methode, die Blüten ohne direkte Berührung, mit

einem Teil der jeweiligen Pflanze, aus dem Wasser entfernt. Die Essenz gefiltert und dann mit Brandy konserviert. Auf diese Weise erhält man auch hier die Uressenz oder Mutteressenz. Durch weitere Aufbereitung (ursprüngliche Verdünnung 1 : 240) wird, wie bei den Sommerblühern auch, aus der Uressenz die Bach-Blüten-Stockbottle gewonnen. Diese Stockbottles sind die, so im Handel als „Bachblüten" erhältlichen Konzentrate, aus denen wiederum die jeweiligen Mischungen zum Einnehmen hergestellt werden.
Das ursprünglich von Dr. Bach angegebene Verdünnungsverhältnis von 1 : 240 stellt die Fa. Ainsworths her. Julian Barnard arbeitet bei seinen Healingherbs mit einer Verdünnung von 1 : 400, andere stellen zum Teil eine homöopatische D5 her, also 1 : 100000, was überhaupt nicht mehr den Vorgaben Dr. Bachs entspricht.
Bachblüten enthalten zusätzlich zu ihrer Heilkraft auch die unverwechselbare Energie des Standortes der Pflanzen, des Wassers, der Umgebung und nicht zuletzt derer Personen, die bei der Sammlung und Herstellung mit ihnen umgehen. Gerade dies ist bei der Herstellung jeglicher Blütenessenzen ein wichtiger Qualitätsfaktor, der die Wirksamkeit der Essenz beieinflusst.

Neue Erkenntnisse zur Bach-Blüten Therapie

Die Forschungsarbeiten von Hp. Dietmar Krämer erweiterten die Möglichkeiten der Bach-Blütentherapie und vertieften das Wissen uber die ursächlichen Zusammenhänge, sowohl im therapeutischen Ansatz mit den Blütenessenzen, als auch im Zusammenhang mir anderen alternativmedizinischen Therapieformen. Er beschrieb erstmals die Beziehungen der Blüten zueinander (Bach-Blüten Schienen) und entdeckte die Bach-Blüten-Hautzonen als körperliche Manifestationen der seelischen Ursachen. Die Behandlung mit Bach-Blüten ist auf diesen Hautzonen meist wesentlich effektiver, da sich hier die seelischen Probleme genau dort behandeln lassen, wo sie körperlich auftreten. Auch diagnostisch sind sie ein hervorragendes Hilfsmittel. Mit Hilfe der Hautzonen und dem Schienensystem konnte Dietmar Krämer enge Parallelen der Bach-Blüten Schienen zur chinesischen Akupunkturlehre aufzeigen. Auch zu anderen traditionellen Heilmethoden lassen sich Verbindungen herstellen.

Die neuesten Forschungsergebnisse wurden 2006 von Hp. Hagen Heimann, einem engen Mitarbeiter Dietmar Krämers, veröffentlicht. In seiner Publikation erklärt er detailliert die unterschiedlichen Therapieebenen (energetische, emotionale und mentale Ebene), die sich daraus ergebenden Therapieergänzungen zu den Bach-Blüten (ätherische Öle, Edelsteine, Farben, Klänge und Metalle), die Mechanismen der Interaktionen der feinstofflichen Körper untereinander, sowie die von ihm entdeckten „R-Relais" als feinstoffliche Verschaltungssysteme zwischen den Ebenen. Durch diesen bislang fehlenden Mosaikstein konnte nicht nur die tatsächliche Wirkungsweise der Bach-Blüten entschlüsselt werden, sondern auch den der gesamten Psychosomatik zugrunde liegende Mechanismus der Regulation.

Die 38 Blüten und die Notfallessenz

Die von Dr. Bach entdeckten 38 Pflanzen zur Herstellung der Blütenessenzen sind auf den folgenden Seiten beschrieben. Sie wurden an das Ende des Buches gesetzt, um die Möglichkeit offen zu lassen die Karten herauszutrennen. Deshalb finden sie die zugehörige Beschreibung des Bildes jeweils auf dessen Rückseite, neben dem Namen und einer kurzen Beschreibung des Charaktertyps der Blüte. Diese ist bewusst kurz gehalten, um Platz für eigene Notizen oder zusätzliche Informationen zu lassen.

Gerade wenn man neu in die Materie einsteigt und zum ersten Mal die Indikationen der Blütenessenzen liest, erkennt man sich unter Umständen in vielen wieder. Kein Wunder, denn alle Aspekte sind in uns, nur mehr oder weniger ausgeprägt. Im Laufe der intensiveren Beschäftigung verringert sich die Anzahl der in Frage kommenden Blüten meist. Teils, weil man alleine schon durch die Beschäftigung mit sich selbst Einsichten erlangt, oder auch das Wechselspiel der eigenen Reaktionen mit seiner Umwelt hinterfragt. Jedes Individuum ist immer im Fluss, dies ist ein Aspekt des Lebens, Veränderung. Auch und gerade im Bezug auf die psychische Situation ist dies aktuell. Der Körper verändert sich, nicht nur bei den grossen, auffälligen Entwicklungen im Laufe des Lebens, sondern auch mit kleineren, unscheinbaren und kurzfristigen Veränderungen, die man manchmal gar nicht bewusst wahrnimmt, aber unsere Einstellung zu uns selbst und zu unserer Umwelt in

einem anderen Licht erscheinen lassen kann.
Viel schneller agiert unsere Psyche. Das Wechselspiel von auf und ab geschieht viel schneller und zum Teil in viel größerem Ausmaß. Denken sie einmal daran, wieviele Gefühlssituationen sie in einem Tag durchlaufen. Meist sind diese Ereignisse im „normalen Level", man durchlebt sie in Glück, Euphorie, Freude, Ärger, Hilfosigkeit, Schock oder Trauer, und nach kurzer Zeit haben sie sich aufgelöst und sind nicht mehr präsent. Manchmal ist das jedoch anders und die Situation lässt einen nicht los, schränkt ein, ängstigt oder belastet. Hier kann mit der Auswahl der richtigen Blüten ein Gleichgewicht wieder hergestellt werden, auch wenn eine Übereinstimmung mit ihrem Wesen oder Wünschen und ihrer Situation nicht mehr gegeben ist.
Viele Symptomatiken sind nicht als isoliert zu sehen, sie entwickeln sich oft als Reaktion aus anderen Situationen. Das Modell der Bach-Blüten Schienen (die Zusammenhänge der Bach-Blüten untereinander) zeigt diese Zusammenhänge auf und eröffnet oft neue Erkenntnisse und Einsichten über sich selbst, indem sie die Aufeinanderfolge typischer Reaktionsmuster zur Bearbeitung von Problematiken aufzeigt.

Notfall® Tropfen - Rescue® Remedy - 5 Flowers® Remedy-Emergency® Remedy

Bei dieser Bach-Blütenmischungen handelt es sich um die fertige Blütenkombination, die als Erste-Hilfe-Maßnahme aller Art eingesetzt werden kann. Die Vielzahl der Namen ergibt sich nur aus Registrierung und Schutz der einzelnen Namen als Marke durch die jeweiligen Herstellerfirmen. Auch der Begriff Notfall gehört dazu und kann deswegen nicht mehr frei gebraucht werden !

Die Mischung wurde von Dr. Bach ausschliesslich für akute, kleine und grössere Notfallsituationen zusammengestellt. Das können alle plötzlich auftretenden Vorkommnisse sein, wie schlechte Nachrichten alle Art, die emotional aufwühlen, Unfälle (auch fast-Unfälle) die einen Schock auslösen, genauso wie unerwartete Trennung oder Tod eines Mitmenschen. Die Notfalltropfen helfen auch bei kleineren körperlichen Verletzungen oder Verbrennungen.

Das Indikationsspektrum dieser Mischung reicht vom seelischen Ausnahmefall, wie akutem Erschrecken, schlimmen Nachrichten, Hiobsbotschaften, Panikzuständen bis hin zu psychischen Ausnahmezuständen.

Notfalltropfen sind immer dann angezeigt, wenn irgendeine Situation auf den Betroffenen bedrohlich wirkt oder sogar tatsächlich lebensbedrohlich für ihn ist.

Die Einnahme ist für Betroffene und Helfende in akuten Notfallsituationen gleichermaßen hilfreich.

Die Mischung besteht aus folgenden Blüten:

- Star of Bethlehem: für den Schockzustand

- Rock Rose: gegen akute Angst und Panikgefühle

- Impatiens: gegen innere Spannungsgefühle und Stress

- Cherry Plum: gegen die Angst, aus Verzweiflung durch zudrehen

- Clematis: gegen das Gefühl, «nicht ganz da» zu sein

Nicht indiziert sind sie als „vorbeugende Massnahme“ vor Prüfungen oder anderen Terminen, bei denen man selbst befürchtet in eine Notsituation zu geraten oder befürchtet sie emotional nicht zu verkraften.
Hier ist dann die jeweils angezeigte Blüte einzunehmen, die z.B. für die Prüfungen (Larch oder Elm) in der Notfallmischung nicht enthalten ist und deshalb in dieser Situaton auch nicht helfen kann.

In allen Notfallsituationen empfiehlt Dr. Bach die Notfalltropfen mit der Wasserglasmethode einzunehmen. Einige Tropfen in ein Glas Wasser geben und anfangs häufig kleinere Schlucke trinken, bis man sich beruhigt hat. Später, nach Notwendigkeit, mit grösseren Abständen fortfahren.

Seminare

Internationales Zentrum für Neue Therapien mit
Bach-Blüten, ätherischen Ölen und Edelsteinen
Postfach 1712, D-63407 Hanau
Fax: 06181 - 24 640

E-Mail: info@bach-blueten-ausbildung.de
Internet: www.bach-blueten-ausbildung.de

Das Internationale Zentrum für Neue Therapien mit Bach-Blüten, ätherischen Ölen und Edelsteinen hat es sich zur Aufgabe gemacht:

- die „Neuen Therapien" einer breiten Öffentlichkeit vorzustellen
- für interessierte Laien Vorträge und Workshops anzubieten
- Therapeuten eine fundierte Ausbildung zu ermöglichen
- dem Erfahrungsaustausch unter Praktizierenden zu dienen

Derzeit arbeitet das Internationale Zentrum für Neue Therapien in acht Ländern und in sechs Sprachen. Verantwortlich für die einzelnen Länder sind die lokalen Zentren in Hanau/Deutschland, Merate/Italien, Badhoevedorp/Holland, Paris/ Frankreich, Mexico und Elyakhin/Israel.

Das komplette Ausbildungsprogramm „Neue Therapien mit Bach-Blüten, ätherischen Ölen und Edelsteinen nach Dietmar Krämer“ beinhaltet 9 Seminareinheiten, bestehend aus 4 Wochenendkursen und 5 Workshops. Es umfasst folgende Themenschwerpunkte:

• Charakteristika der einzelnen Bach-Blüten und deren Beziehungen untereinander

• Auswertung und Hierarchisierung anhand der Bach-Blütenschienen, • sensitive Diagnose über die Aura zum Auffinden gestörter Bach-Blütenhautzonen. • Anwendungen von ätherischen Ölen und Edelsteinen auf Bach-Blütenhautzonen. • Grundlagen der chinesischen Akupunktur zum Verständnis der Hintergründe der Bach-Blütenschienen. • Einbeziehung der Chakren in diagnostische und therapeutische Maßnahmen. • ergänzende Behandlungsmethoden mit Farben, Klängen und Metallen in therapieresistenten Fällen. • gemeinsames Erarbeiten von Therapieplänen anhand von Fallbeispielen

Für Interessierte, die sich etwas intensiver mit den Bach-Blüten beschäftigen möchten, werden folgende Tagesworkshops angeboten:

„Bach-Blüten für ihr Kind“
Grundlagen der Bach-Blütentherapie. Diagnose und Behandlung von Kindern.
„Neue Therapien mit ätherischen Ölen & Edelsteinen“
Behandlungen mit Aromaessenzen und Steinen in Verbindung mit Bach-Blüten Hautzonen.

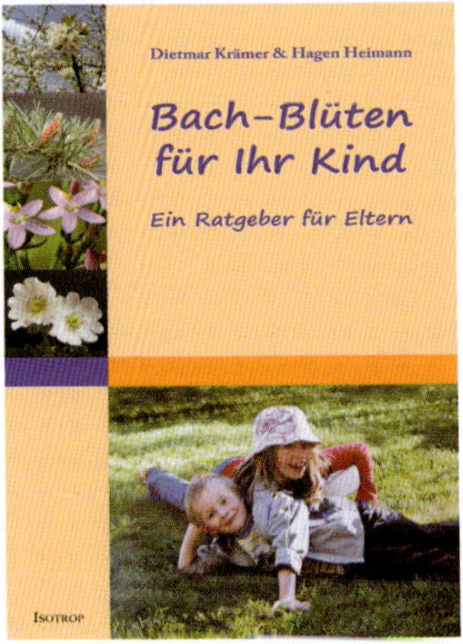

Bach - Blüten für ihr Kind

In diesem Buch erklären die beiden erfahrenen Heilpraktiker Dietmar Krämer und Hagen Heimann, wie Eltern die sanfte Heilkraft der Blüten für ihre Kinder nutzen können. Sie beschreiben die seelischen Indikationen der einzelnen Bach-Blüten und wie diese am kindlichen Verhalten abzulesen sind. Zur einfacheren Blütenfindung wurde jede Blütenbeschreibung mit Elternzitaten ergänzt. Dies ist besonders hilfreich bei kleineren Kindern, die ihre Gefühle noch nicht in Worte fassen können.

Anhand praktischer Anwendungsbeispiele wird veranschaulicht, wie Kinder in bestimmten Lebenssituationen mit Bach-Blüten unterstützt werden können. Dieser Ratgeber spiegelt über 20 Jahre Erfahrung in der Behandlung von Kindern mit Bach-Blüten wider und zeigt auf, wie Eltern ihrem Kind bei körperlichen und seelischen Problemen helfen können.

Isotrop-Verlag, Bad Camberg
ISBN 978-3-940395-03-0

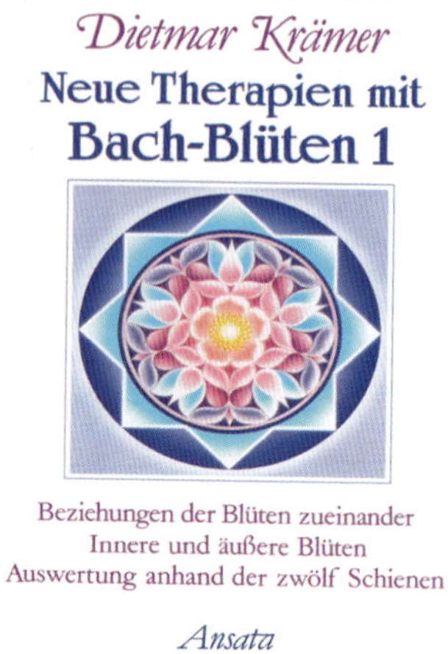

Neue Therapien mit Bach - Blüten I

Beziehung der Blüten zueinander

Innere und äußere Blüten

Auswertung anhand der zwölf Schienen

Die Bach-Blütentherapie, obwohl 80 Jahre alt, hat erst in den letzten Jahren den ihr gebührenden Platz in der Naturheilkunde eingenommen. Obwohl Jahr für Jahr viele Bücher zu diesem Thema erschienen sind, kamen nur wenige wirklich neue Gesichtspunkte hinzu.

Eine große Ausnahme macht hier das vorliegende Werk von Dietmar Krämer. Als Sensitiver beschreibt er aufgrund praktischer Erfahrung und intuitiver Forschung therapeutische Konsequenzen, die der Bach-Blütentherapie neue Möglichkeiten eröffnen, und zwar nicht nur hinsichtlich der Diagnose, sondern auch bezüglich der Anwendung der Blüten.

Der erste Band beschreibt ein Therapiekonzept, das Ordnung in die 38 verschiedenen Blüten bringt und damit die Diagnose wesentlich erleichtert und vereinfacht. Über Beziehungen der Blüten zueinander (Schienen) läßt sich erkennen, welche Blüte mehr die oberflächliche Seite des Problems und welche die tiefere Ursache abdeckt. Die Auswertung anhand der Schienen dient hierbei zur Orientierung, wo sich im Bewußtsein des Kranken die inneren Konflikte befinden, und sie zeigt den zu beschreitenden therapeutischen Weg auf.

Das Werk enthält einen therapeutischen Fragebogen, der bei jeder Frage dic möglichen Blüten unter Angabe ihrer Kurzcharakteristik zur Differenzierung ausweist. So ist es auch dem Anfänger möglich, bereits ohne große Kenntnisse der einzelnen Blüten Diagnosen zu erstellen. Diagnostische Hilfsmittel wie die Partnerdiagnose und die Diagnose anhand der Organsprache erleichtern die Wahl der richtigen Blüten.

Ansata Verlag, München ISBN 3-7787-7067-5

Des weiteren:

Neue Therapien Band II

Diagnose und Behandlung über die Bach-Blüten Hautzonen, mit vollständigem Hautzonenatlas

Neue Therapiem Band III

Akupunkturmeridiane und Bach-Blüten

Beziehung der Schienen zueinander

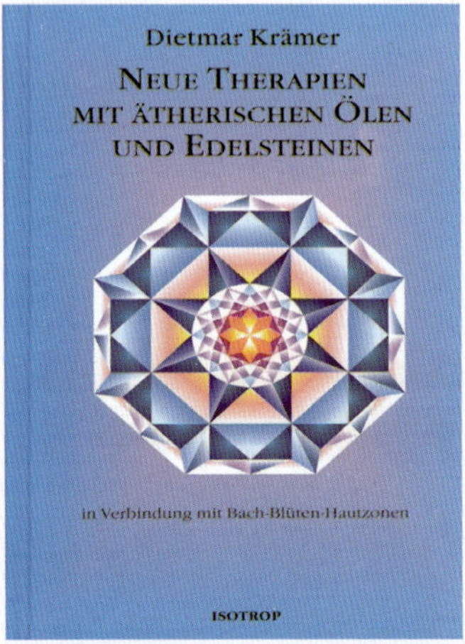

Neue Therapien mit ätherischen Ölen und Edelsteinen

In Verbindung mit Bach-Blüten Hautzonen

In dem hier vorgestelltem Buch zeigt der Heilpraktiker Dietmar Krämer, dass zu den von Dr. Edward Bach entdeckten Blütenessenzen Entsprechungen auf anderen therapeutischen Ebenen existieren. Anhand von über zwanzigtausend Einzeltests gelang es ihm nachzuweisen, dass jeweils achtunddreißig ätherische Öle und Edelsteine genau den Seelenkonzepten entsprechen, die auch die Bach-Blüten verkörpern. Diese Identitäten wurden auf sensitive Weise ermittelt und bewähren sich seit über 15 Jahren in der Praxis. Das hier neu vorgestellte Konzept vereinfacht die Diagnose und Anwendung der ätherischen Öle und Edelsteine sehr, da sie nach den Indikationen der Bach-Blüten verordnet werden können. Der Band beinhaltet durch die umfassende Darstellung der Bach- Blüten-, Aroma- und Edelsteintherapie im Grunde drei Bücher in einem.

Isotrop - Verlag ISBN 978-3-940395-00-9

Bezugsquelle

Ihre Bezugsquelle für Bach-Blütenessenzen, Bücher Arbeitsmaterial und Zubehör

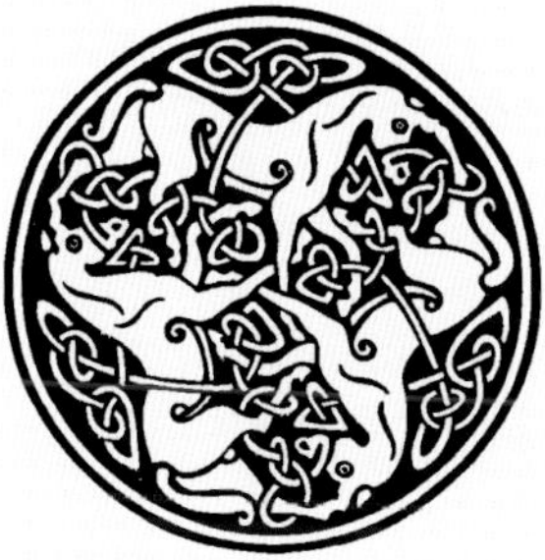

Isotrop-Versand
Peter Latsch
Frankfurter Str. 155
D-65520 Bad Camberg

Tel.: 06434 - 5455
E-Mail: info@isotrop.de
Internet: www.isotrop.de
www.alternativ-medizin.de

Lieber Leser
Das Team von Isotrop möchte sich hiermit vorstellen. Der Schwerpunkt unserer Arbeit ist eng mit Dietmar Krämers „Neuen Therapien mit Bach Blüten" verbunden. Usprünglich wurde der Isotrop-Versand 1993 gegründet, um den Interessierten der neuen Theapien eine verlässliche Einkaufsquelle zu bieten. Mittlerweile umfasst unser Angebot verschiedenste Blüten-Esenzen, über 200 äth. Öle, sowie Ayurveda-, TCM-Produkte und vieles mehr. Besuchen sie uns doch einmal unter www.alternativ-medizin.de, oder die www.isotrop.de Informationsseite für Bach-Blüten.
Gerne stehen wir Ihnen auch persönlich für ihre Fragen und Anregungen zur Verfügung.

Literaturverzeichnis

Bücher von Dietmar Krämer:
Neue Therapien mit Bach-Blüten 1 -
Beziehungen der Blüten zueinander
Ansata Verlag, München

Neue Therapien mit Bach-Blüten 2 -
Diagnose und Behandlung über die Bach-Blüten Hautzonen
Ansata Verlag, München

Neue Therapien mit Bach-Blüten 3 -
Akupunkturmeridiane und Bach-Blüten
Ansata Verlag, München

Neue Therapien mit ätherischen Ölen und Edelsteinen -
in Verbindung mit Bach-Blüten-Hautzonen
Isotrop-Verlag, Bad Camberg

Neue Therapien mit Farben, Klängen und Metallen -
Diagnose und Therapie der Chakren
Isotrop-Verlag, Bad Camberg

Bücher von Hagen Heimann:
Alles über Bach-Blütentherapie und Neue Therapien mit Bach-Blüten nach Dietmar Krämer
G.Reichel Verlag, Weilersbach

Nora Weeks / Victor Bullen
38 Bach Original Blütenkonzentrate
Jungjohann Verlagsgesellschaft

Die 38 Bach - Blüten

von Agrimony bis Willow

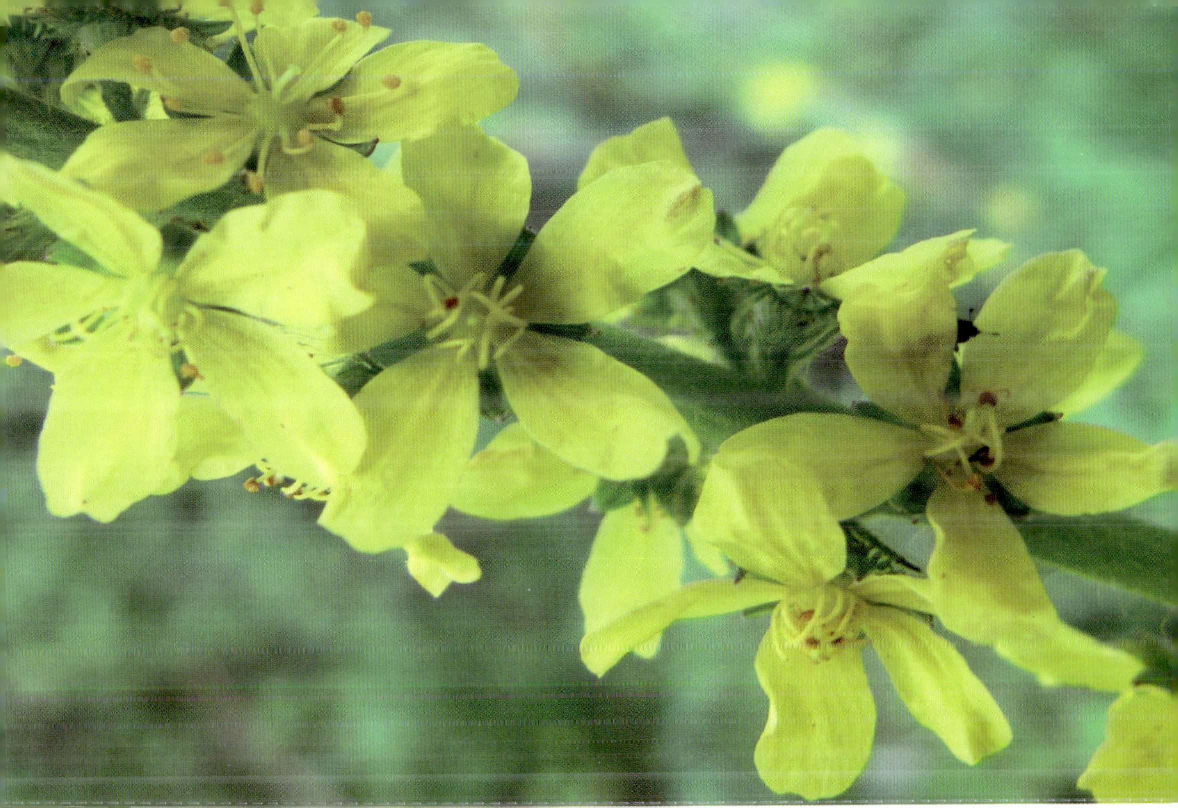

Agrimony

Odermenning - Agrimonia eupatoria

Blüte Nr. 1

Für Menschen, die in Aktivitäten und Ablenkung flüchten um ihren Sorgen, Ängsten und Befürchtungen zu entkommen. Agrimony-Typen sind harmoniebedürftig und sensibel, verbergen ihre Gefühle, Schwierigkeiten und seelische Not hinter Humor und Witz, um sich nicht mit ihren Problemen auseinandersetzen zu müssen. Sie verdrängen und verstecken so ihre Probleme, suchen Gesellschaft in froher Runde, sprechen aber nicht über ihre Schwierigkeiten.

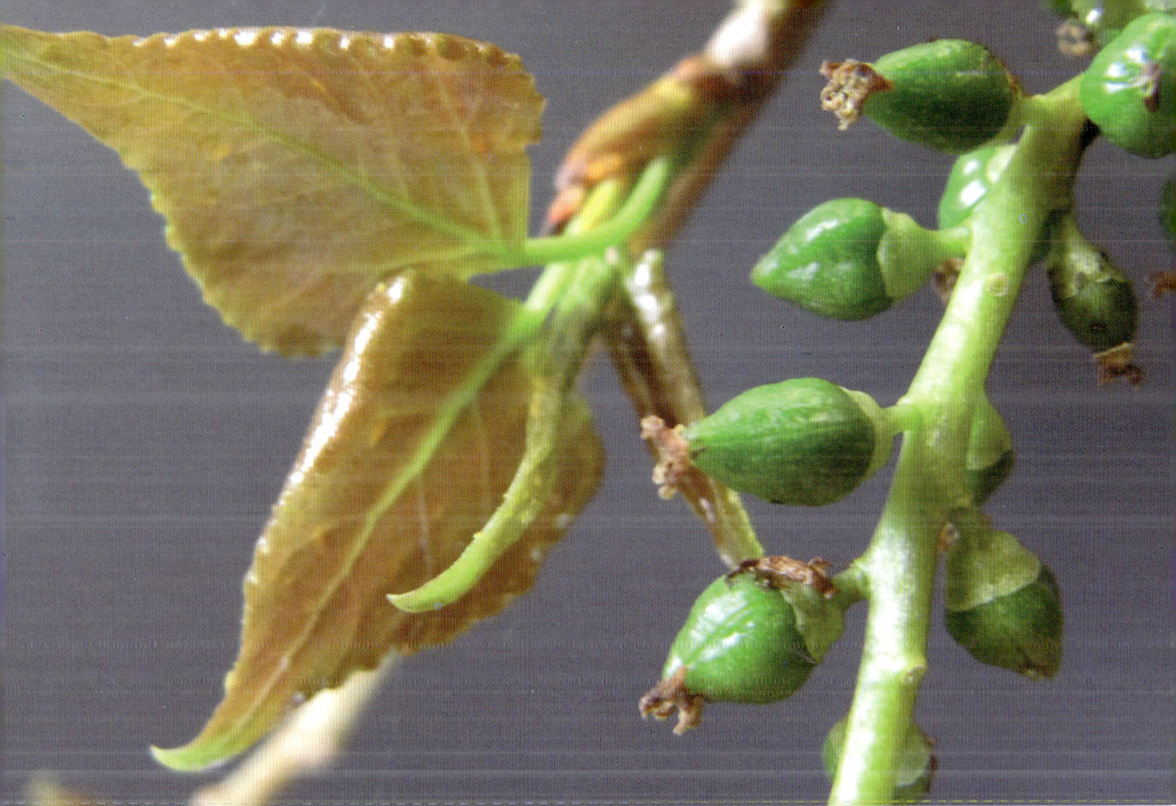

Aspen

Zitterpappel / Espe - Populus tremula

Blüte
Nr.
2

ist hilfreich bei vagen, nicht benennbaren Ängsten, z B. im Dunkeln und solchen in Verbindung mit Themen wie Religion und Tod. Aspen-Typen sind meist sehr sensitive Menschen, die oft keine Begründng für ihre düsteren Vorahnungen und unerklärlichen Ängste haben. Sie steigern sich häufig in ihre irrationalen Ängste selbst hinein.

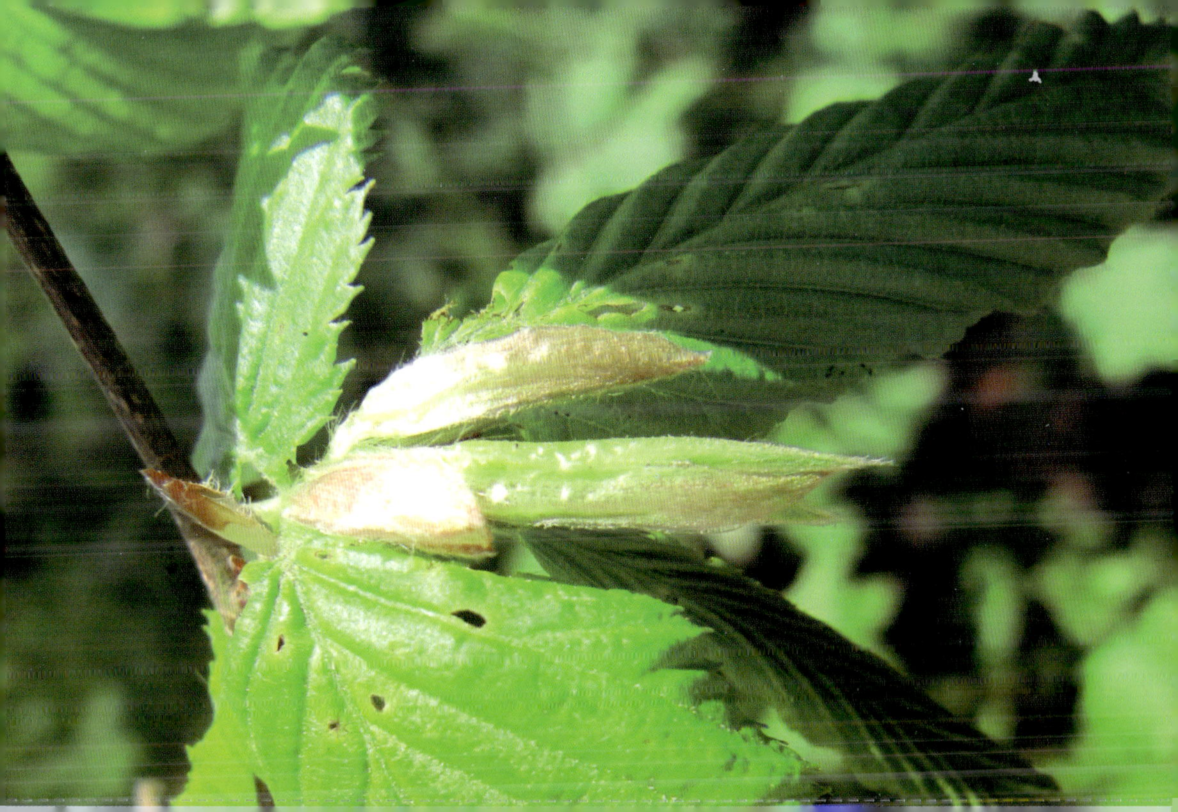

Beech

Rotbuche - Fagus sylvatica

Blüte Nr. 3

für Menschen, die sich selbst über kleine Fehler und Unachtsamkeiten bei anderen aufregen und sich bereits durch deren bloße Gegenwart genervt fühlen. Beech-Typen sind oft sehr von sich selbst überzeugt und halten sich für unfehlbar. Sie kritisieren gerne an anderen herum, neigen zu Zynismus und verteilen oft auch "Schläge unter die Gürlellinie". Verständnis und Toleranz ihren Mitmenschen gegenüber ist nicht ihre Stärke, eher werden die daraus resultierenden Schwierigkeiten nicht wahrgenommen oder gar akzeptiert. Bei Kritik an ihrer Person wird sofort abgeblockt und mit Gegegenkritik reagiert.

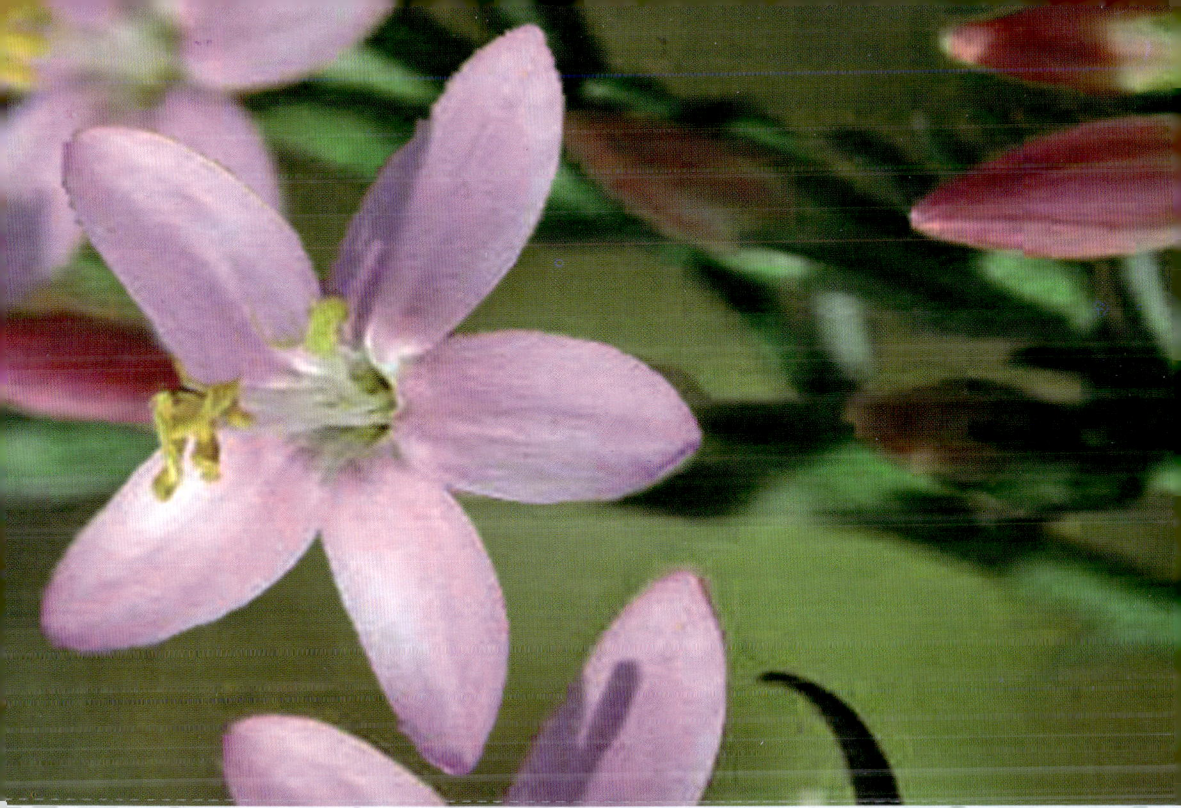

Centaury

Tausendgüldenkraut - Centaurium umellatum

Blüte Nr. 4

für Leute, die nicht nein sagen können und daher oft ausgenutzt werden. Centaury-Typen sind gutmütige, hilfsbereite und rücksichtvolle Menschen. Angst vor Ablehnung lähmt ihre Willenskraft, sie ordnen sich unter und stellen ihre eigenen Bedürfnisse hinten an. Sie tun alles, um von ihren Mitmenschen geliebt und anerkannt zu werden, selbst bei Personen, die sie eigentlich nicht mögen. Häufig leiden sie unter unerklärlichen Schwächezuständen.

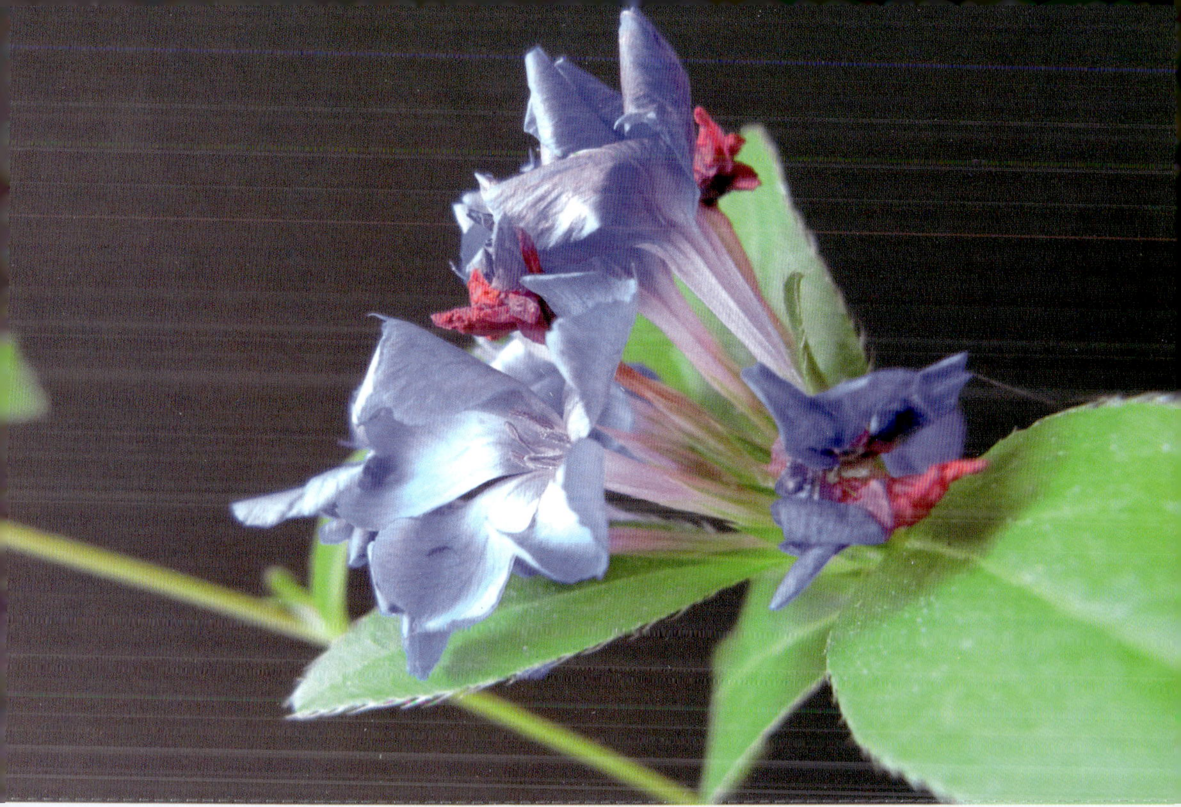

Cerato

Bleiwurz - Ceratostigma willmottiana

Blüte
Nr.
5

passt für Menschen, die an Unsicherheit leiden und ständig andere um Rat fragen, da sie ihrer eigenen Meinung misstrauen. Sie lassen sich von anderen leicht verunsichern. Dies führt oft dazu, dass sie falsche Entscheidungen treffen, die sie hinterher bereuen. Cerato hilft auf den eigenen Verstand zu vertrauen und Entscheidungen selbst zu treffen, auch auf die Gefahr hin, dass sie nicht richtig sind.

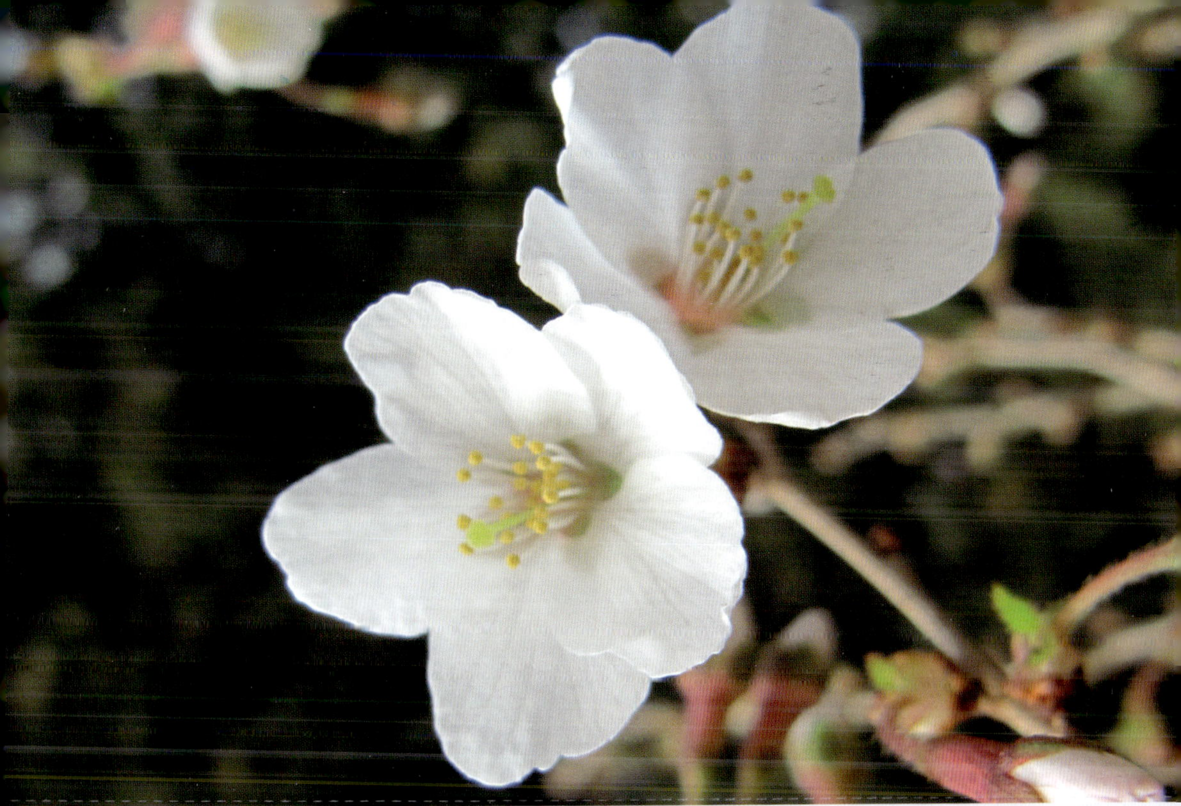

Cherry Plum

Kirschpflaume - Prunus ceracifera

Blüte Nr. 6

Leistet gute Dienste, wenn man psychisch stark unter Druck steht und unfähig ist, innerlich loszulassen. Cherry Plum-Typen fürchten sich vor ihren eigenen Gefühlen, die oft negativ und beängstigend für sie sind. Sie haben Angst die Kontrolle über sich zu verlieren und sich oder anderen etwas anzutun. Sie fühlen sich durch diese Zwänge als wenn sie auf einem Pulverfass sitzen würden, das jeden Moment hochgehen kann. Sie fürchten durchzudrehen oder auszuflippen und versuchen deshalb ständig ihre eigenen Gefühle zu kontrollieren.

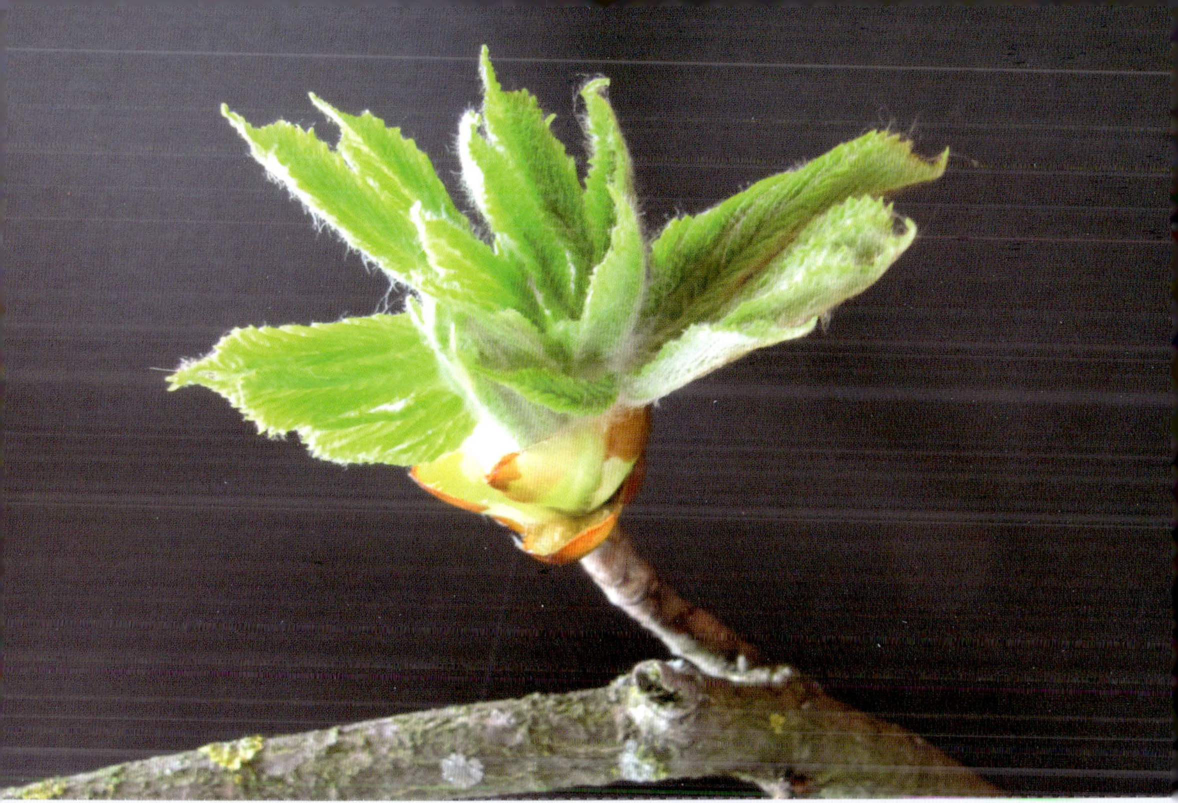

Chestnut Bud

Kastanie - Aesculus hippocastanum

Blüte Nr. 7

Sie verhilft zu mehr Konzentration und spornt dazu an, größere Aufmerksamkeit auf unser Tun zu richten, um so die Wiederholung von Fehlern zu vermeiden. Sie kann motivieren, Begonnenes zu Ende zu führen und Ordnung in ein bestehendes Chaos zu bringen. Chestnut Bud-Typen fangen alles an und bringen nichts zu Ende, sind mit ihrem Kopf weit voraus und vernachlässigen die Aufgaben, die vor ihnen liegen. Sie lassen sich leicht ablenken und machen in ihrer Oberflächlichkeit häufig Fehler, oft sogar immer wieder dieselben..

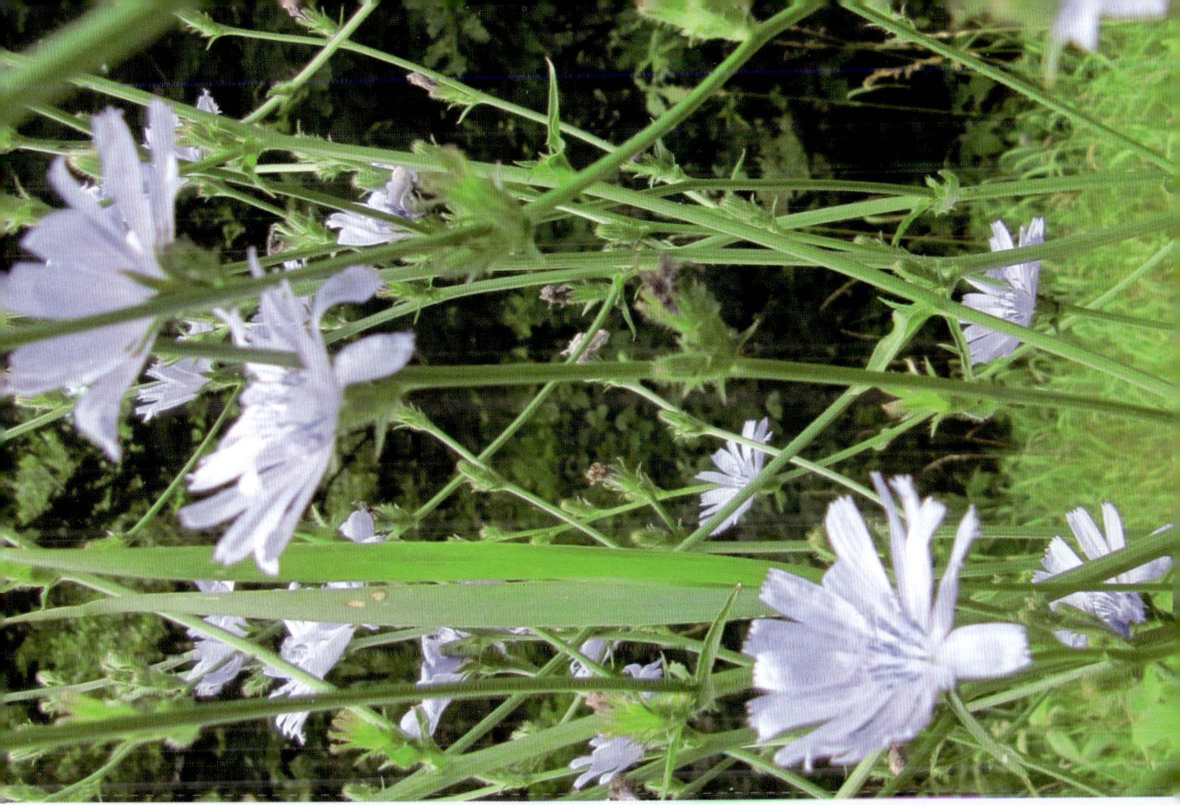

Chicory

Wegwarte - Chicorium intybus

Blüte Nr. 8

Sie hilft, sich von dem Drang anderer emotional unabhängig zu machen, zu befreien und schafft Raum für die eigene Entwicklung und die anderer. Sie unterstützt den inneren Ablösungsprozess und die Hinwendung zur eigenen Persönlichkeit. Der Chicory-Typ neigt zu übertriebener Fürsorge. Er bevormundet ständig, was seiner Meinung nach korrigiert werden muss und mischt sich in alles ein. Hintergrund ist allerdings das Ansichbinden von seinen Mitmenschen, um die Angst vor dem Alleinesein zu kaschieren. Diese Angst verführt sie oft dazu Krankheit vorzutäuschen, um Aufmerksamkeit und Nähe zu bekommen.

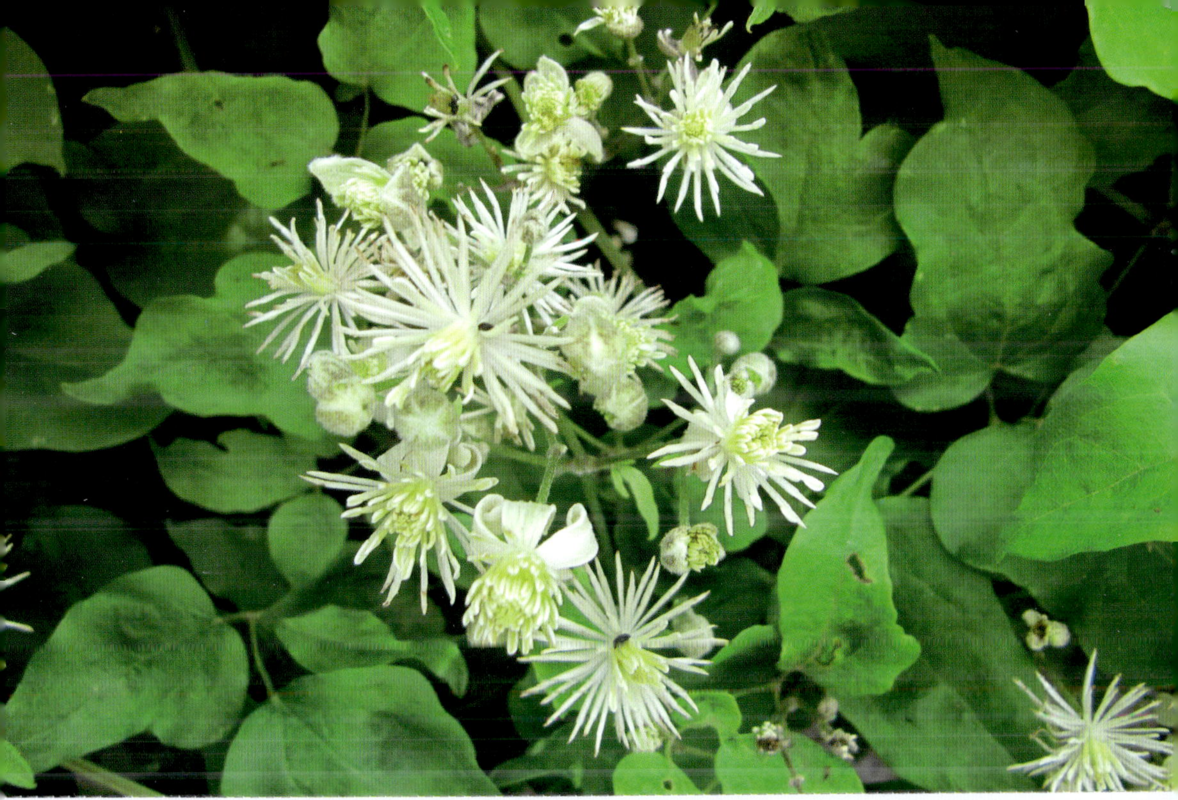

Clematis

Waldrebe - Clematis vitalba

Blüte Nr. 9

hilft bei Unkonzentriertheit, Unachtsamkeit und Desinteresse am täglichen Leben ausgelöst durch geistige Abwesenheit. Sie stellt einen stärkeren Bezug zur Realität her und macht es möglich, sich von Fantasien und Tagträumen zu lösen. Clematis-Typen sind Schöngeister, die am liebsten in ihrer Welt leben und sich in ihrem Luftschloss vor der Realität verbergen. Sie lassen das Leben an sich vorbeitreiben und schweifen mit ihren Gedanken in ihr Fantasieland ab. Dabei sind sie unkonzentriert und erleben häufig Missgeschicke. Sie scheinen keinen inneren Antrieb zu haben und wirken oft ausdruckslos und teilweise apathisch und bekommen nicht mit, was um sie herum passiert.

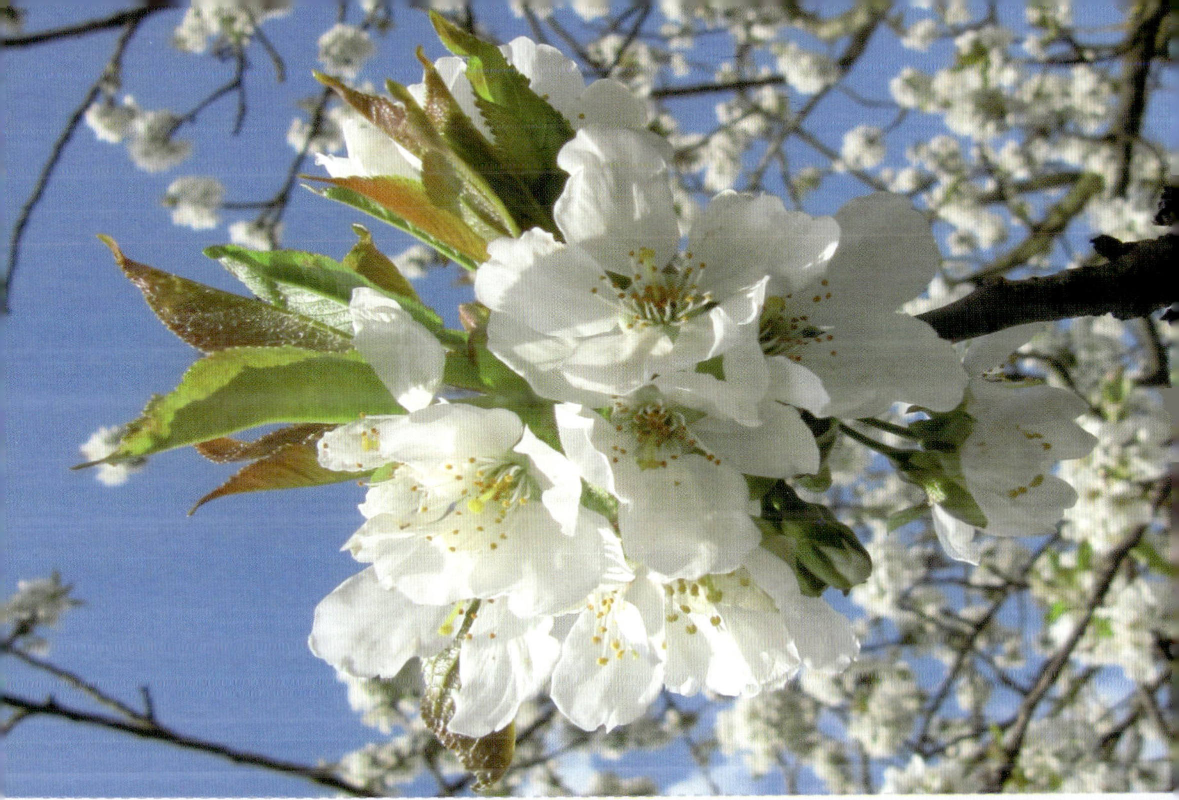

Crab Apple

Holzapfel - Malus pumilis

Blüte
Nr.
10

Crab Apple eignet sich für Personen, die sich in irgendeiner Weise unrein fühlen und zu Sauberkeitsmanie und Makellosigkeit neigen. Crab Apple-Typen empfinden ein zwanghaftes Reingungsbedürfnis an Dingen und an sich selbst. Sie ekeln sich vor Schmutz, befürchten sich anzustecken, oder sich zu infizieren. Sie waschen sich oft die Hände und putzen übermässig, oft sogar mit Desinfektionsmitteln. Viele Dinge sind für sie unrein, eklig und abstossend und sie wollen sich unbedingt davon befreien. Auch körperlicher Kontakt mit dem Partner ist davon betroffen.

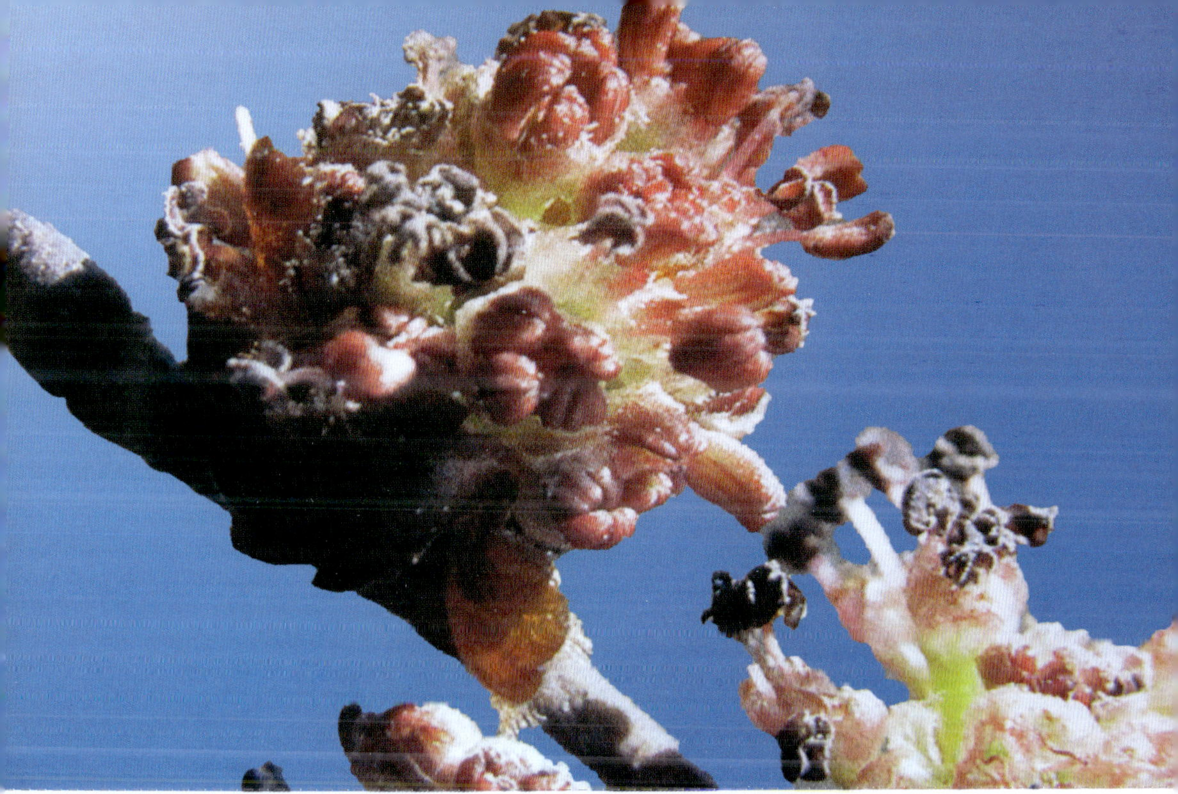

Elm

englische Ulme - Ulmus procera

Blüte Nr. 11

ist nützlich in Zeiten extremer Beanspruchung, in denen das Ausmass der äußeren Anforderungen die Belastbarkeit der Betroffenen bei weitem übertrifft. Besonders wertvoll bei Prüfungen, Vorstellungsgesprächen oder Reden, wenn man Angst hat, dass man schlagartig den Mut verliert oder einen „Blackout` bekommt. Elm-Typen denken, dass sie die aktuellen Aufgaben für sie unlösbar sind und sie diese nicht schaffen. Sie fühlen sich überfordert, weil sie der Meinung sind, die Menge an Anforderungen nicht zu schaffen.

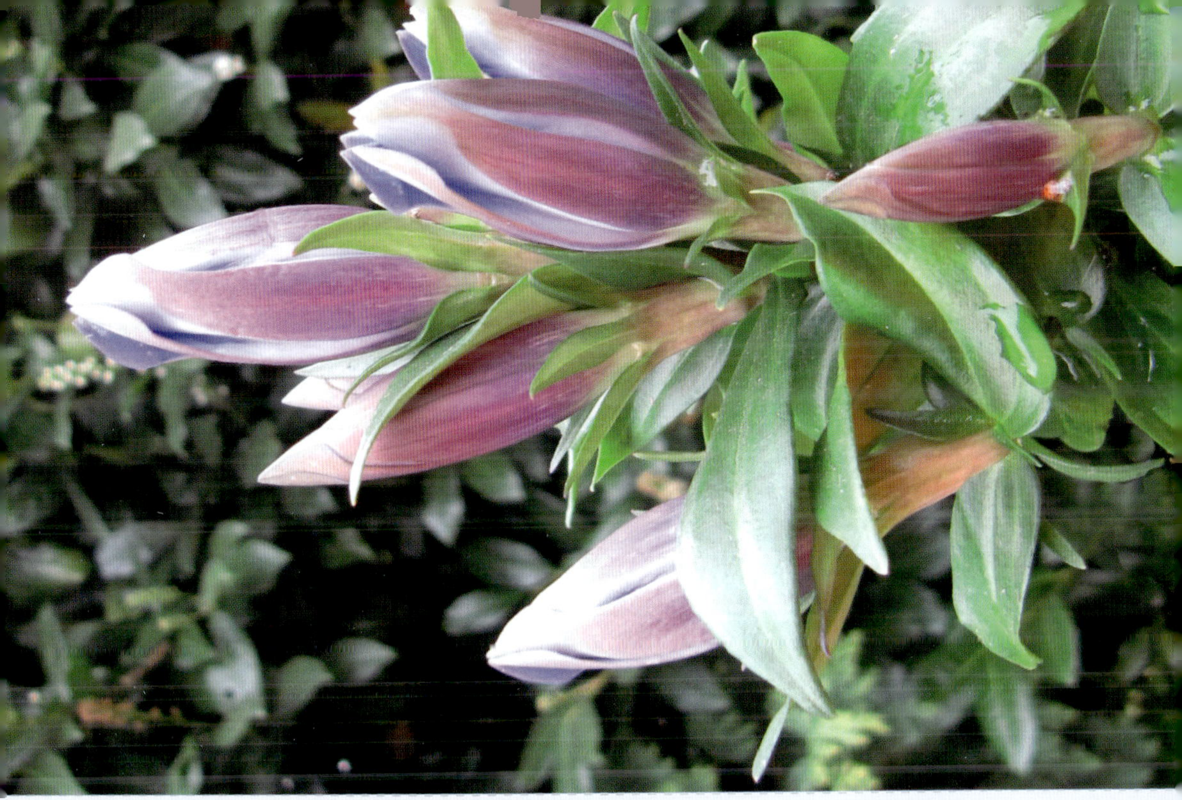

Gentian

Bitterer Enzian - Gentiana amarella

Blüte Nr. 12

Für die Pessimisten, die zweifeln und sich Sorgen machen und bei Schwierigkeiten oft den Mut verlieren. Gentian-Typen sehen alles immer erstmal negativ und befürchten, dass alles schief geht. Sie machen sich Sorgen, sind fust-riert, grübeln über alles nach und haben keine Zuversicht in eine positive Zukunft. Auch kleine Hindernisse oder Rückschläge entmutigen sie oft schnell. Tragisch ist, dass sich diese negative Erwartungshaltung durch die eigene Niedergeschlagenheit und Inaktivität oft bestätigt.

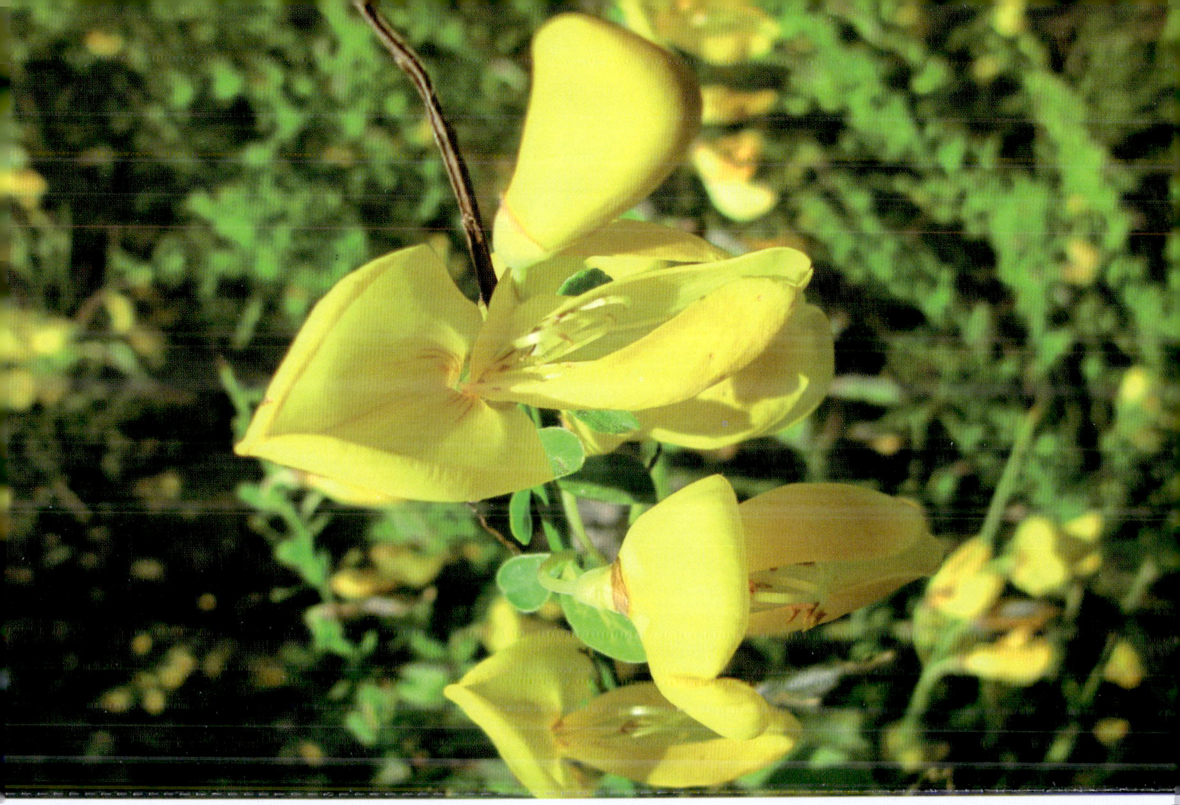

Gorse

Stechginster - Ulex europaeus

Blüte Nr. 13

ist geeignet für Personen, die nach vielen Fehlschlägen den Mut in scheinbar aussichtslosen Situationen verloren haben und bezweifeln, dass sich jemals etwas ändern könnte. Sie verhilft Hoffnung aufzubauen und kann einen in die Lage versetzen die Dinge objektiver zu betrachten. Gorse-Typen wähnen sich in ausweglosen Situationen und sind der Meinung, dass alles ja doch nichts mehr hilft. Sie haben die Hoffnung verloren, weil ihr Verstand ihnen keine Alternative mehr aufzeigt. Sie unternehmen keine Anstrengung mehr dies zu ändern, warten aber darauf, dass andere ihnen helfen.

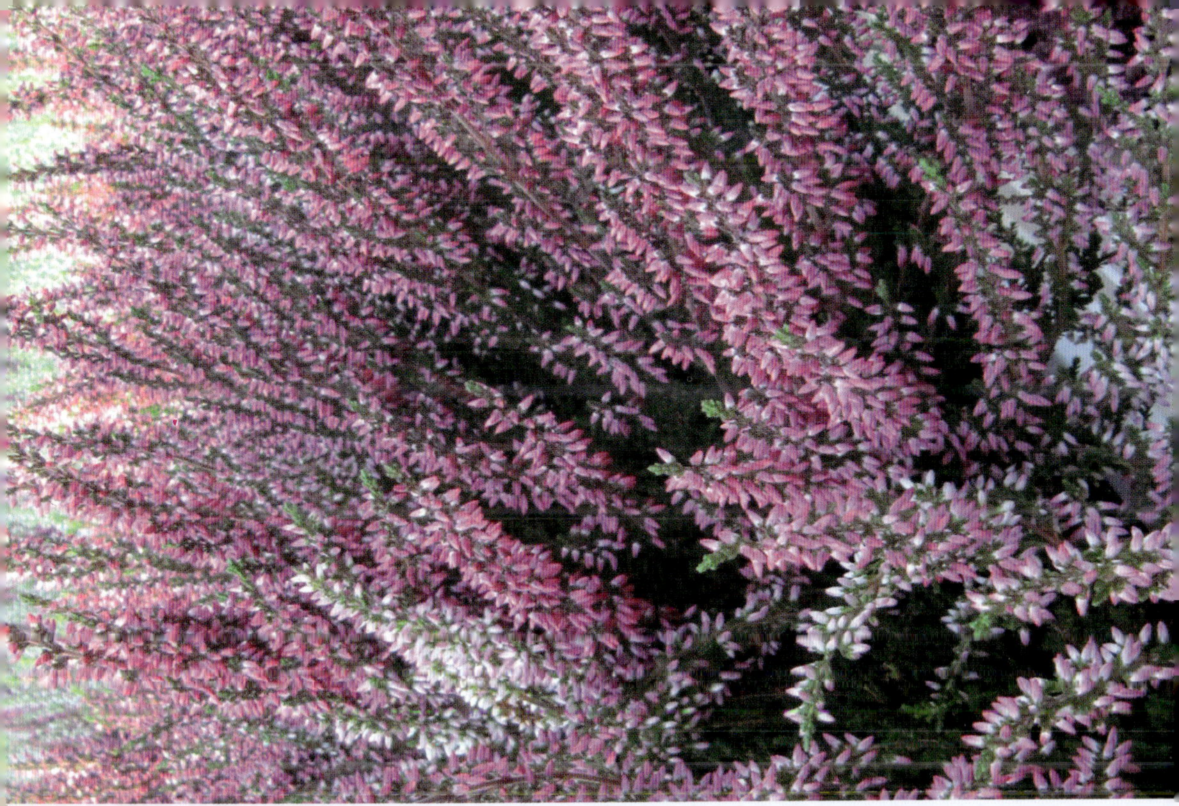

Heather

gemeines Heidekraut - Calluna vulgaris

Blüte Nr. 14

Heather-Typen wollen immer im Mittelpunkt stehen und fordern Aufmerksamkeit vehement ein. Sie haben ein grosses Mitteilungsbedürfnis und belagern andere aufdringlich mit ihren oft belanglosen Dingen, mischen sich in Gespräche ein ohne Ihr Gegenüber wieder zu Wort kommen zu lassen. Diese Ichbezogenheit ist für ihre Mitmenschen oft sehr anstrengend. Sie erzwingen Zuwendung, da sie nicht alleine sein können. Im Gegenzug können sie schlecht zuhören, da sie kein wirkliches Interesse an anderen entwickeln. Sie sind sich selbst zu wichtig.

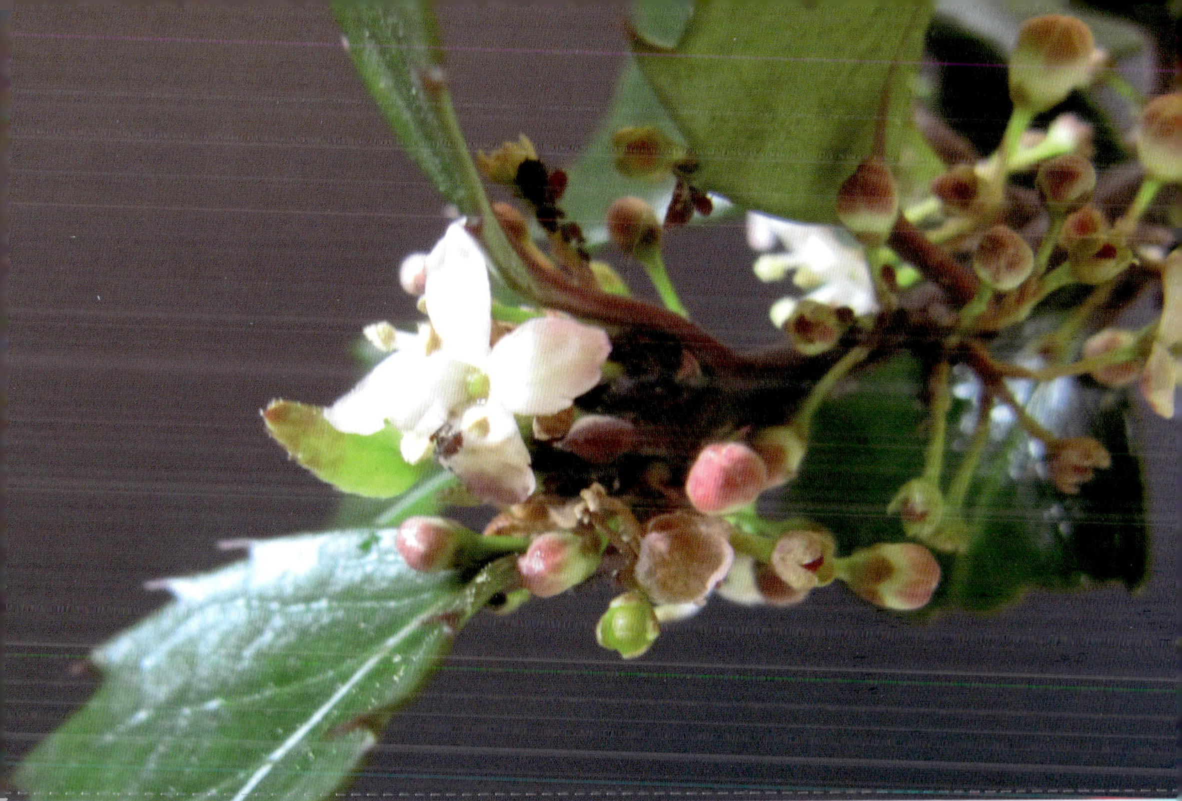

Holly

Stechpalme - Ilex aquifolium

Blüte Nr. 15

für Menschen, die zu Agression, Jähzorn, Hass, Neid, Eifersucht oder zu Misstrauen neigen und darunter leiden. Wenn man häufig einfach ausrastet, herumschreit und die Kontrolle über sich verliert. Holly-Typen sind immer unzufrieden und oft unglücklich. Dies lassen sie an ihrer Umwelt aus und stiften Unfrieden und Ärger. Sie nehmen aufgrund ihrer unterschwelligen Gereiztheit keine Rücksicht auf Gefühle anderer und lassen ihren negativen Emotionen freien Lauf.

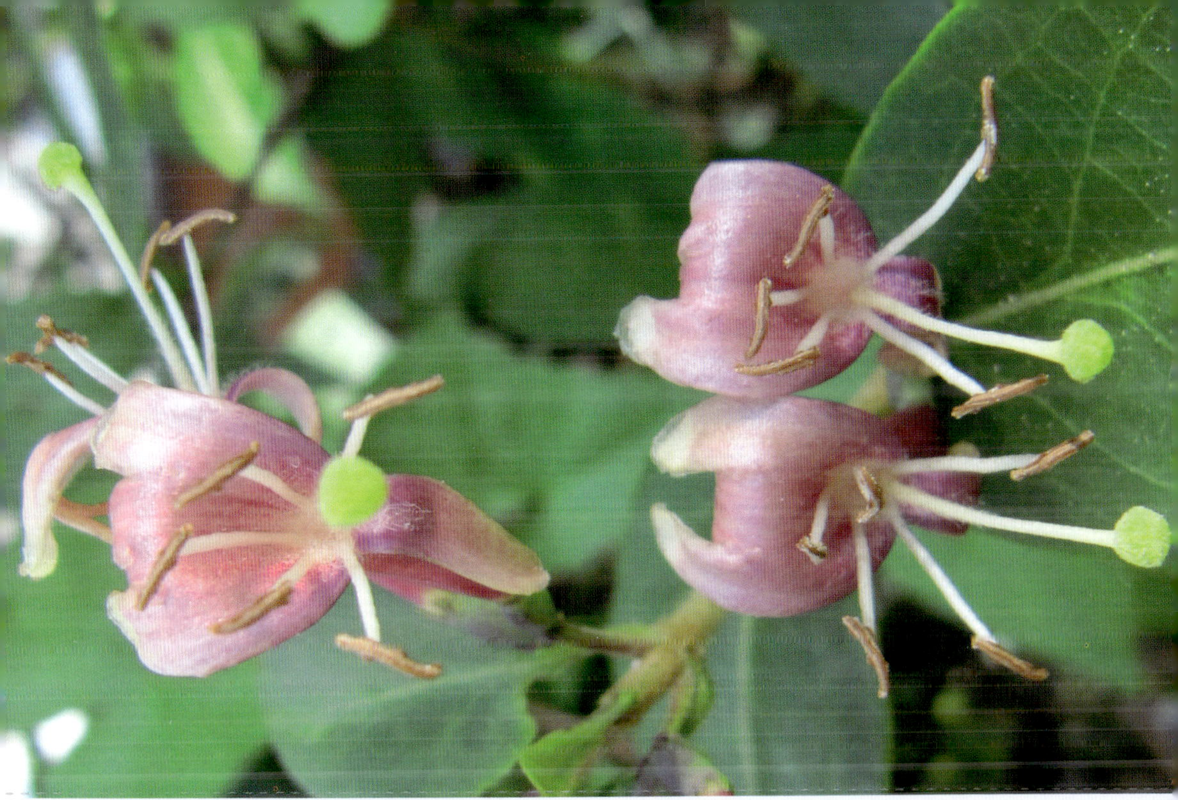

Honeysuckle

Geissblatt - Lonicera caprifolium

Blüte Nr. 16

wenn man in seinem Denken und Fühlen mehr in der Vergangenheit als in der Gegenwart lebt und sich nach früheren Zeiten zurücksehnt. Typische Beispiele: chronischer Liebeskummer oder Heimweh. Honeysuckle-Typen schwelgen häufig in Erinnerungen an die vermeintlich schöne, vergangene Zeit die nicht mehr zurückkehrt. Ihr ständiger Blick zurück in die Vergangenheit trübt die Realität des Momentanen und verwehrt es ihnen, sich mit ihrer Zukunft auseinanderzusetzen. Oft löst diesen Zustand der Tod eines Menschen aus oder ein eklatanter Wechsel in den Lebensumständen des Betroffenen.

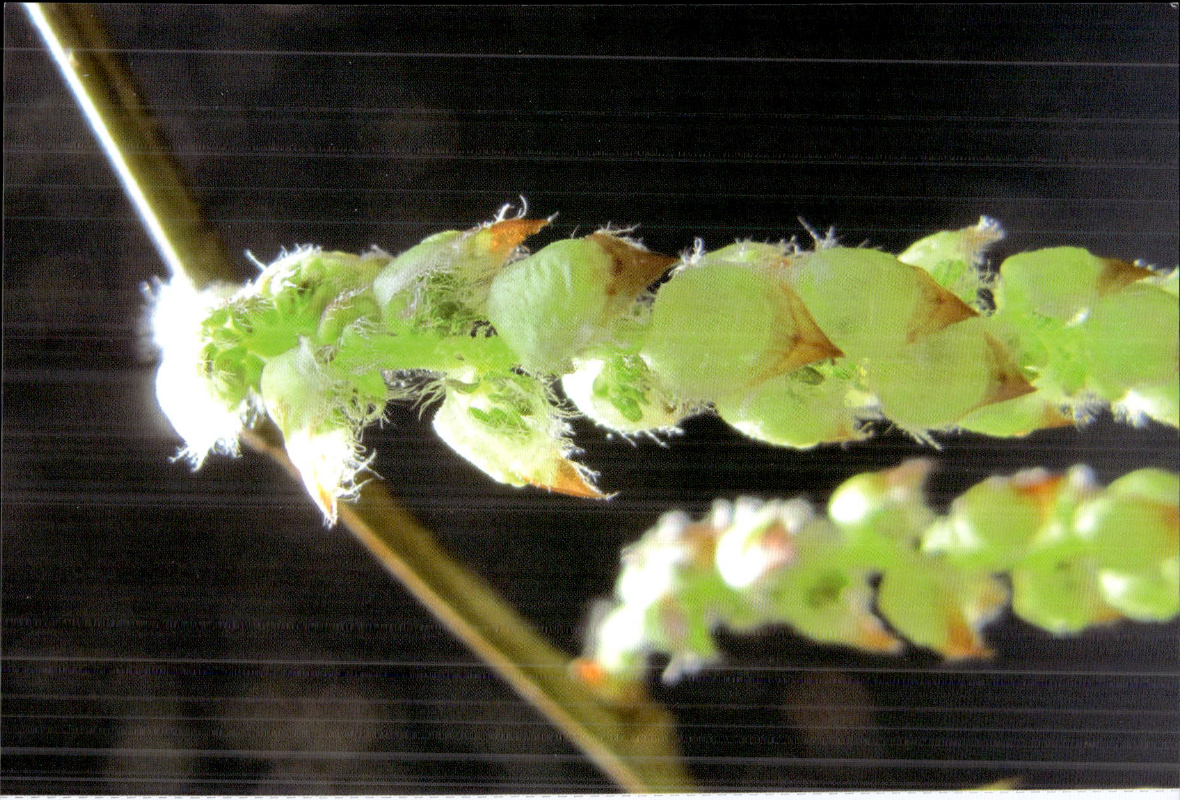

Hornbeam

Hainbuche - Carpinus betulus

Blüte Nr. 17

Der Hornbeam-Typ fühlt sich ständig wie erschlagen und schafft es nur schlecht sich neuen Herausforderungen zu stellen, obwohl er diese im Allgemeinen erfolgreich meistert. Im Hornbeam Zustand fühlen sie sich müde, abgespannt und energielos und kommen morgens nicht in die Gänge. Auch ausreichender Schlaf hilft nicht, je länger sie liegenbleiben desto erschöpfter sind sie und fühlen sich den alltäglichen Aufgaben nicht mehr gewachsen.

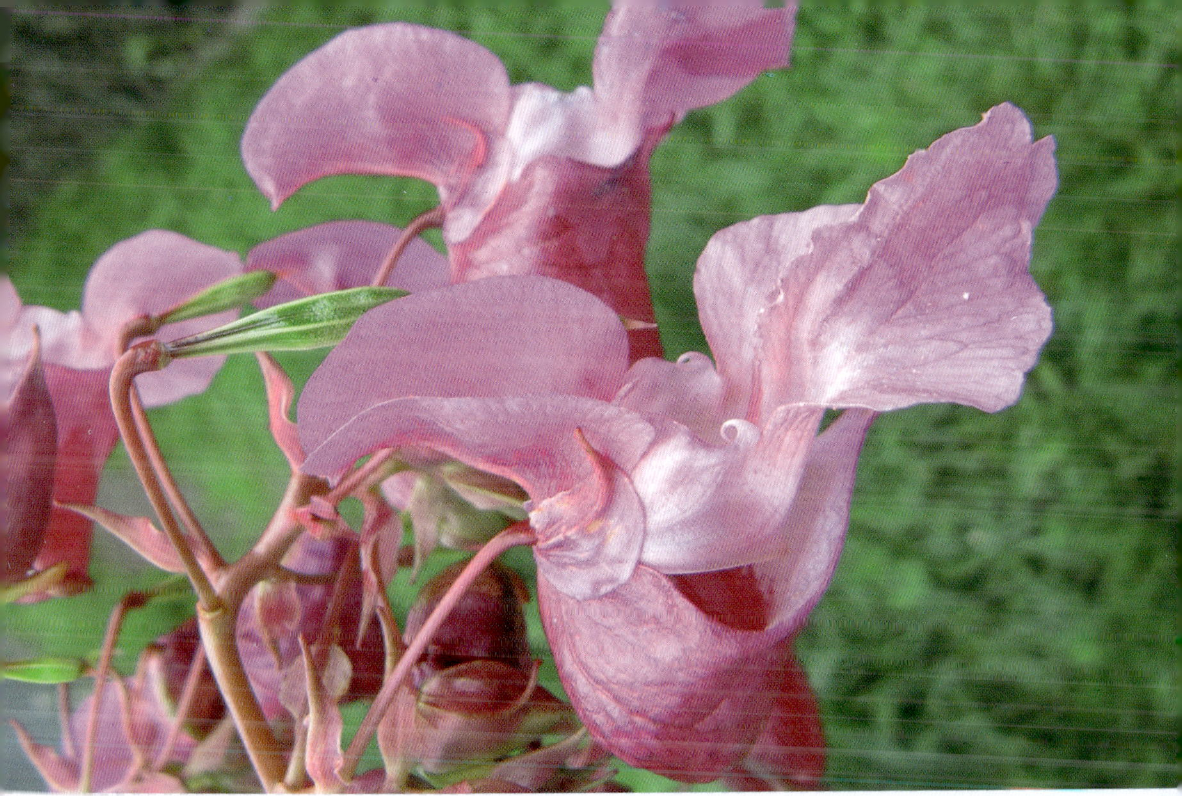

Impatiens

Springkraut - Impatiens grandulifera

Blüte Nr. 18

ist hilfreich bei ungeduldigen, hektischen Zeitgenossen, die stets in Eile sind und sich selbst oft ohne jeden äußeren Anlass bis zur Erschöpfung hetzen. Impatiens-Typen sind ungeduldig, nichts geht schnell genug, sie verbreiten Hektik und Unruhe. Sie sind gereizt, wenn es ihnen mit anderen nicht schnell genug geht, treiben diese an und sind genervt. Wegen ihrer hektischen Lebensweise leiden sie oft unter nervlicher Anspannung und können kaum einmal einen Gang zurückschalten.

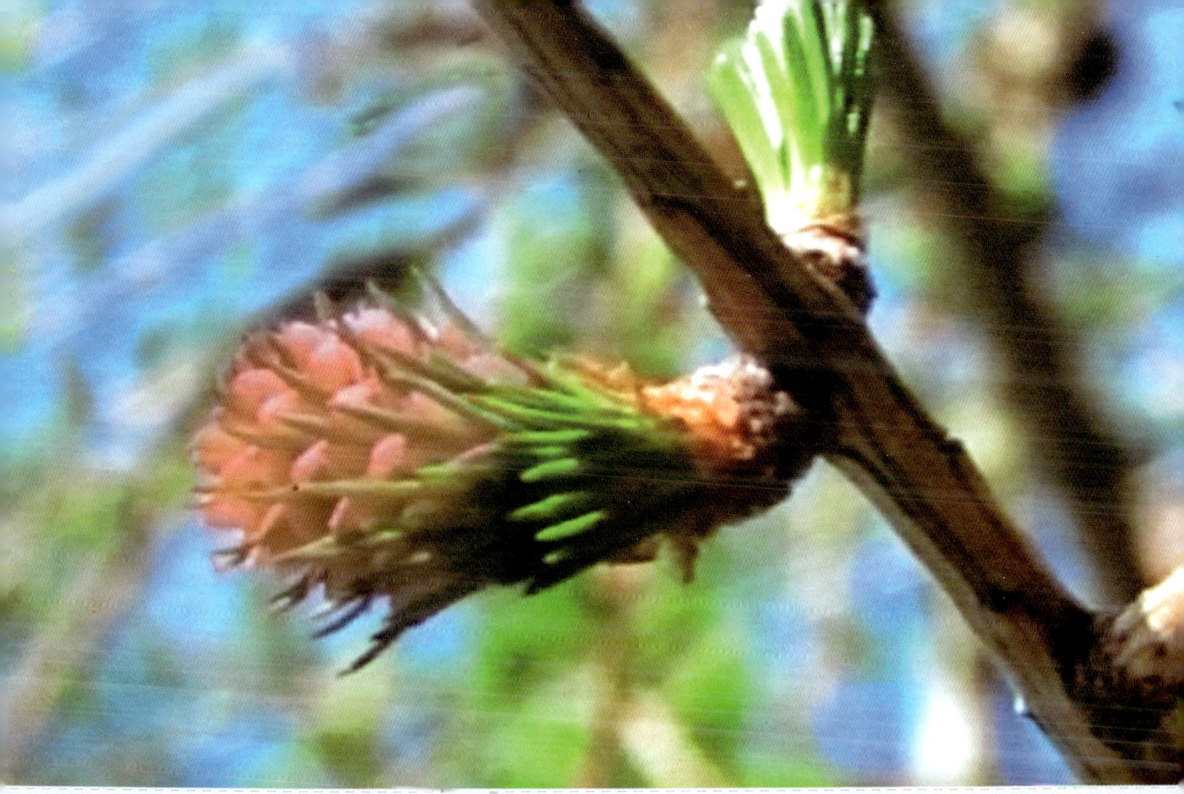

Larch

Lärche - Larix decidua

Blüte Nr. 19

eignet sich für Personen mit mangelndem Selbstvertrauen, die ständig an ihren eigenen Fähigkeiten zweifeln und unter der Angst leiden, zu versagen. Hervorragend auch bei Examensängsten, wobei man mit der Anwendung bereits eine Woche vor der Prüfung beginnen sollte. Der Larch-Typ erweckt den Eindruch von Verzagtheit, der aus mangelndem Selbstvertrauen an seine Fähigkeiten zweifelt. Er wagt oft nichts und macht keine Anstrengungen erfolgreich zu sein, da er sich anderen unterlegen fühlt. Er verliert schnell den Mut, ist schüchtern und gehemmt.

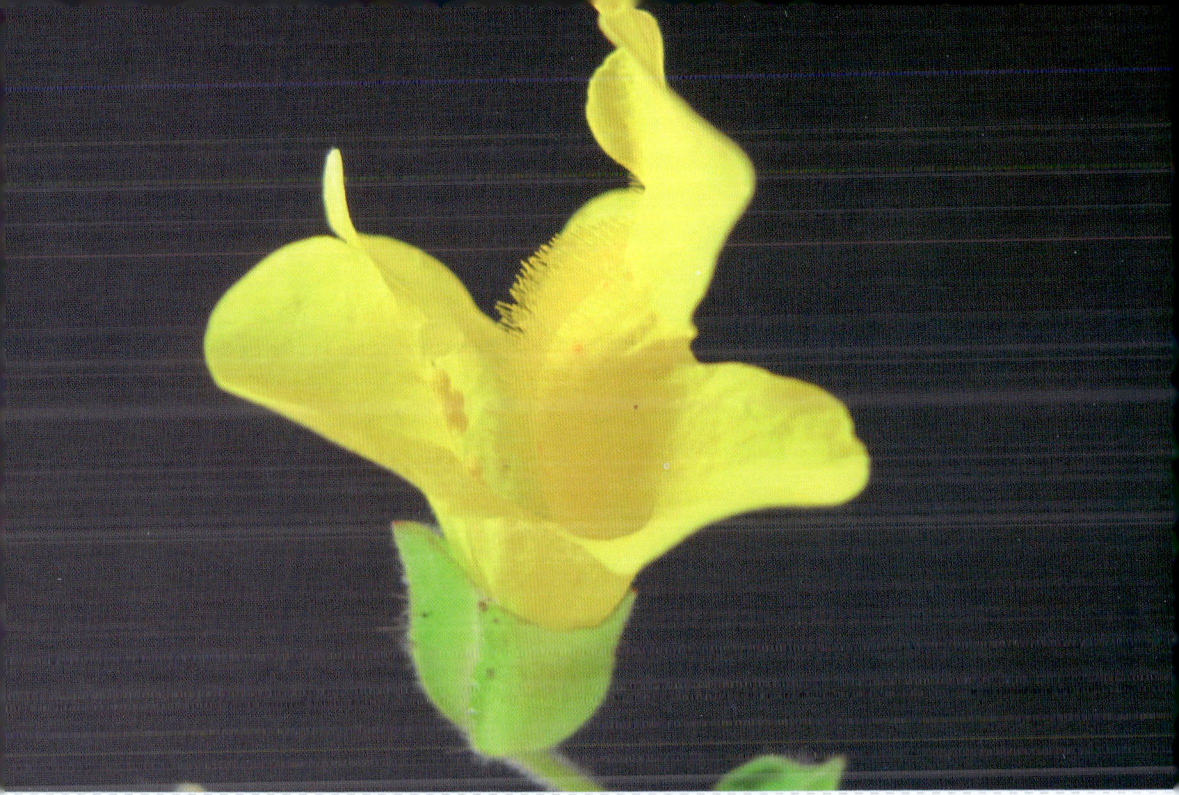

Mimulus

Gauklerblume - Mimulus guttatus

Blüte Nr. 20

für Menschen, die unter konkreten Ängsten leiden, z.B. Angst vor Wasser oder vor dem Zahnarzt, vor Schmerzen, vor Gewittern, Spritzen oder Angst beim Autofahren, vor Einbrechern und Tieren. Auch bei Überempfindlichkeiten gegen äußere Reize wie Hitze, Kälte, Lärm oder grellem Licht. Mimulus-Typen haben eine sehr sensible Konstitution und entwickeln Ängste gegenüber den alltäglichen Dingen des Lebens. Sie behalten ihre Ängste und Befürchtungen für sich und sprechen nur selten darüber.

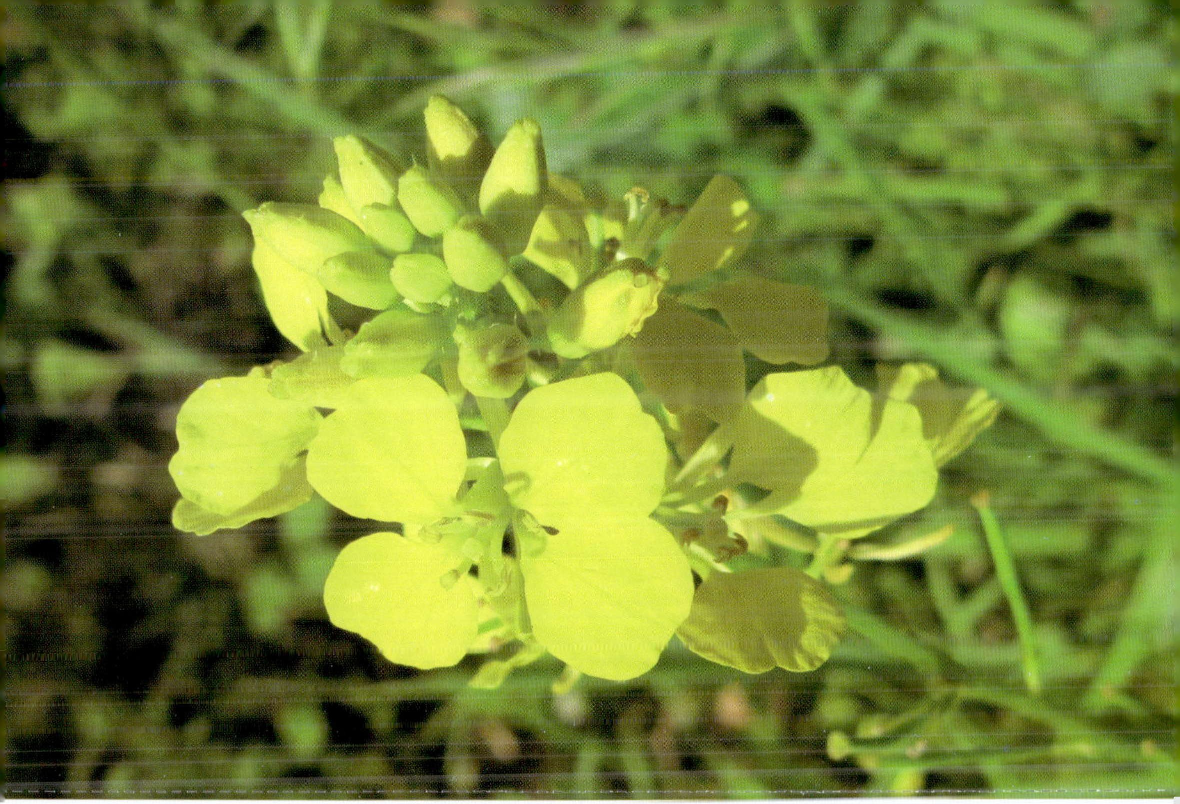

Mustarrd

Ackersenf - Sinapis arvensis

Blüte Nr. 21

ist hilfreich bei melancholischen Anwandlungen bis hin zu tiefer Niedergeschlagenheit, wenn die Zustände ohne jeglichen äußeren Anlass auftreten. Mustard Typen verlieren ihre Antriebskraft, sind schwermütig und energielos, depressiv und ziehen sich in sich selbst zurück. Sie fühlen sich, als ob ein dunkle Wolke ihr Leben überschattet. Es erscheint ihnen unmöglich, glücklich oder fröhlich zu sein.

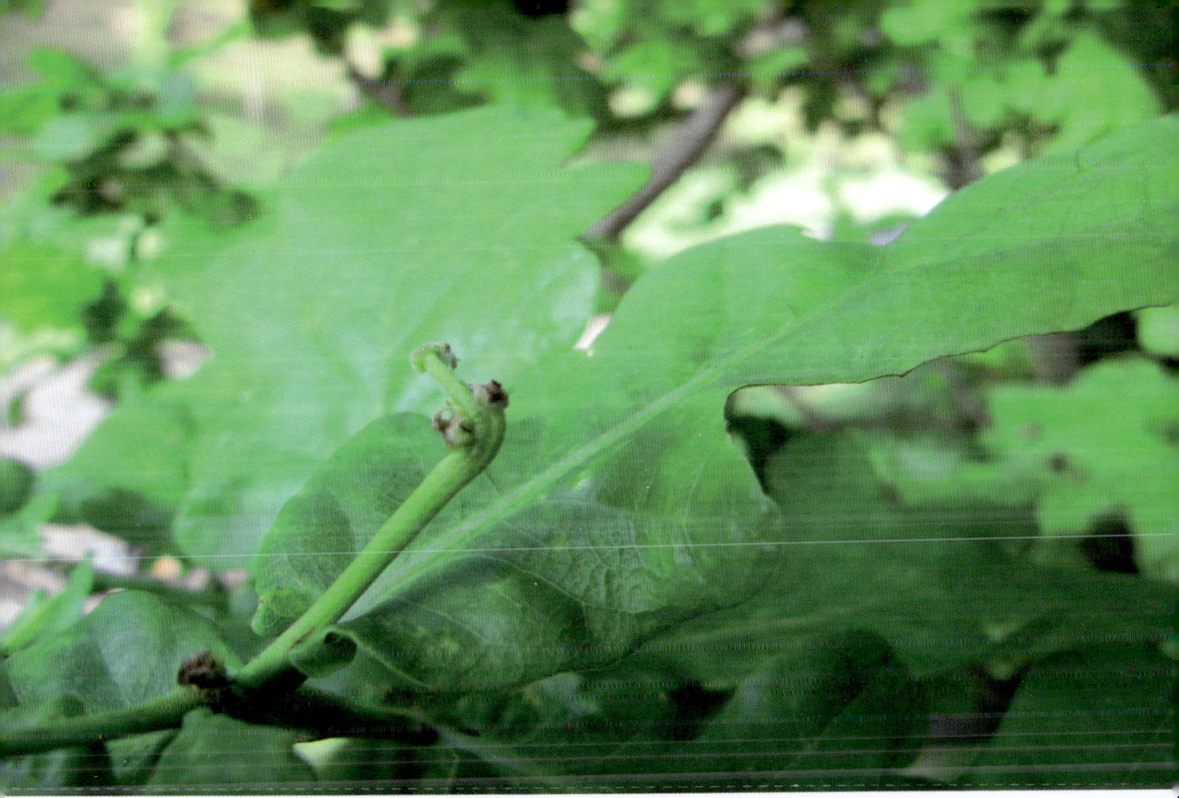

Oak

Stieleiche - Quercus robur

Blüte Nr. 22

ist für Menschen, die aus falsch verstandenem Pflichtgefühl Raubbau an ihrer Gesundheit treiben, sich in Phasen von Erschöpfung mit großer Willensanstrengung zwingen durchzuhalten. Oak hilft, dieses zu ändern und Tiefpunkte bewusst wahrzunehmen und zu akzeptieren. Oak-Typen sind zuverlässig und verantwortungsbewusst und geben niemals auf, bürden sich oft mehr auf als sie bewältigen können. Sie zwingen sich zum Durchhalten und übergehen damit ihre Tiefpunkte und können sich nicht eingestehen, dass auch ihre Kraft Grenzen hat.

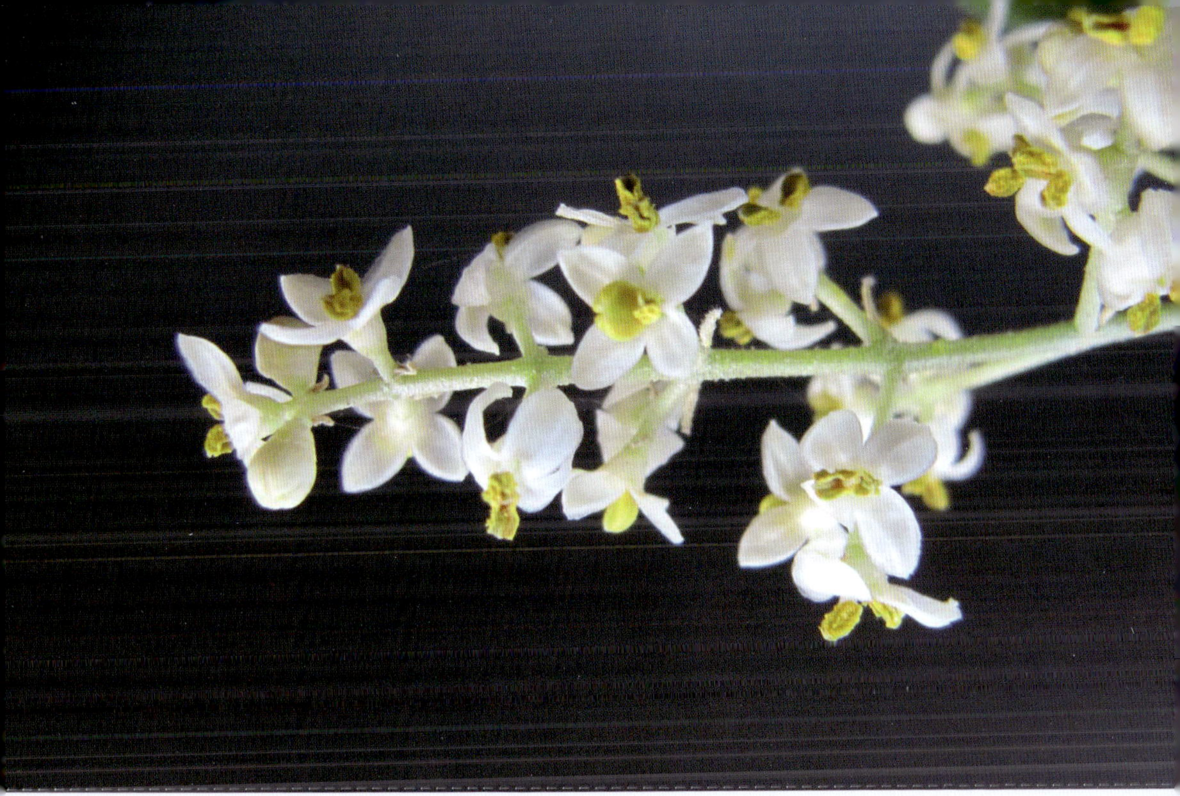

Olive

Olive - Olea europea

Blüte Nr. 23

bei starker, vorübergehender oder chronischer Erschöpfung, vor allem nach Überarbeitung oder langer, schwerer Krankheit, wenn sämtliche Energiereserven aufgebraucht sind. Menschen im Olive-Zustand haben sich völlig verausgabt und sind psychisch und physisch am Ende. Das tägliche Leben bedeutet für sie eine zu grosse Anstrengung und bereits alltägliche Kleinigkeiten überfordern sie. Sie sind energie- und antriebslos und kaum noch für irgendetwas zu motivieren, da sie sich zu erschöpft fühlen.

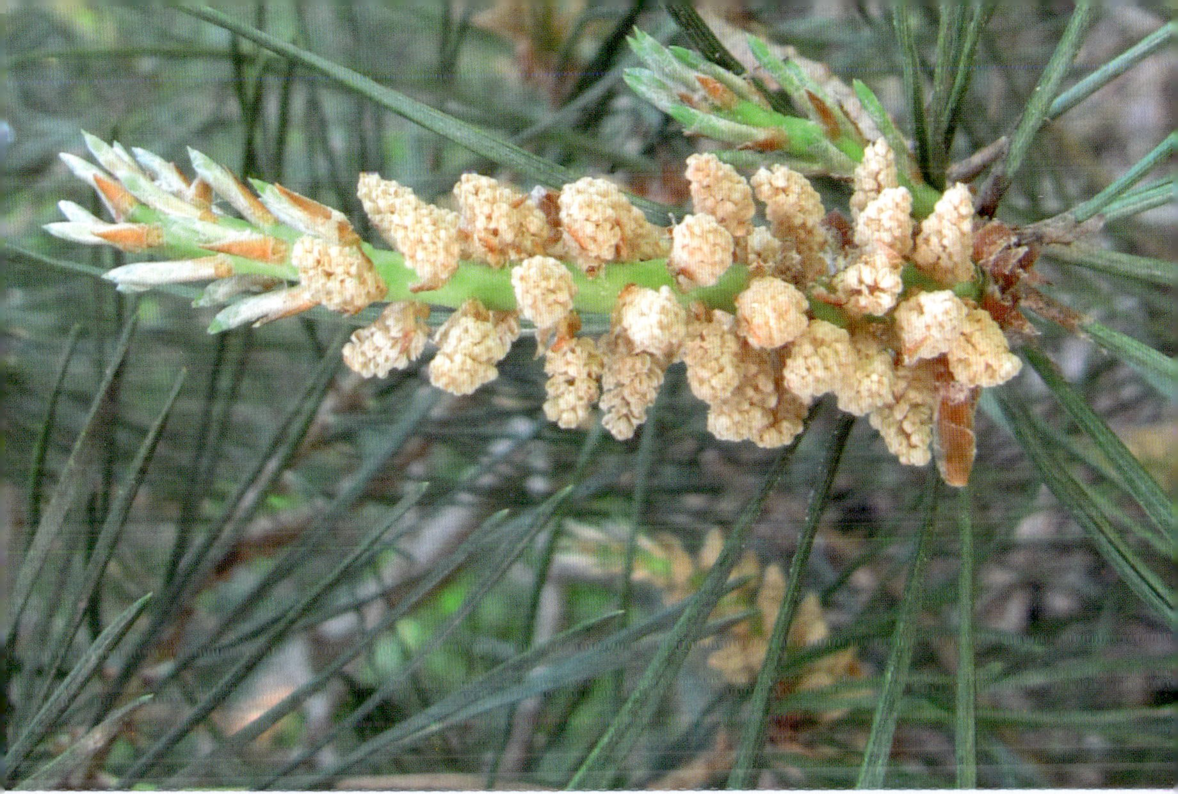

Pine

Gemeine Kiefer - Pinus sylvestris

Blüte Nr. 24

Pine-Typen leiden unter Schuldgefühlen, einem schlechten Gewissen und Selbstvorwürfen. Sie sind nie mit sich zufrieden und hätten alles immer noch besser machen können. Sie entschuldigen sich ständig, selbst für Dinge, die sie nicht zu verantworten haben. In ihrer selbstzerstörerischen Grundhaltung können sie Lob und Anerkennung von anderen nicht annehmen, da sie der Ansicht sind, diese nicht verdient zu haben. Sie werfen sich häufig Versäumnisse aus ihrer Vergangenheit vor.

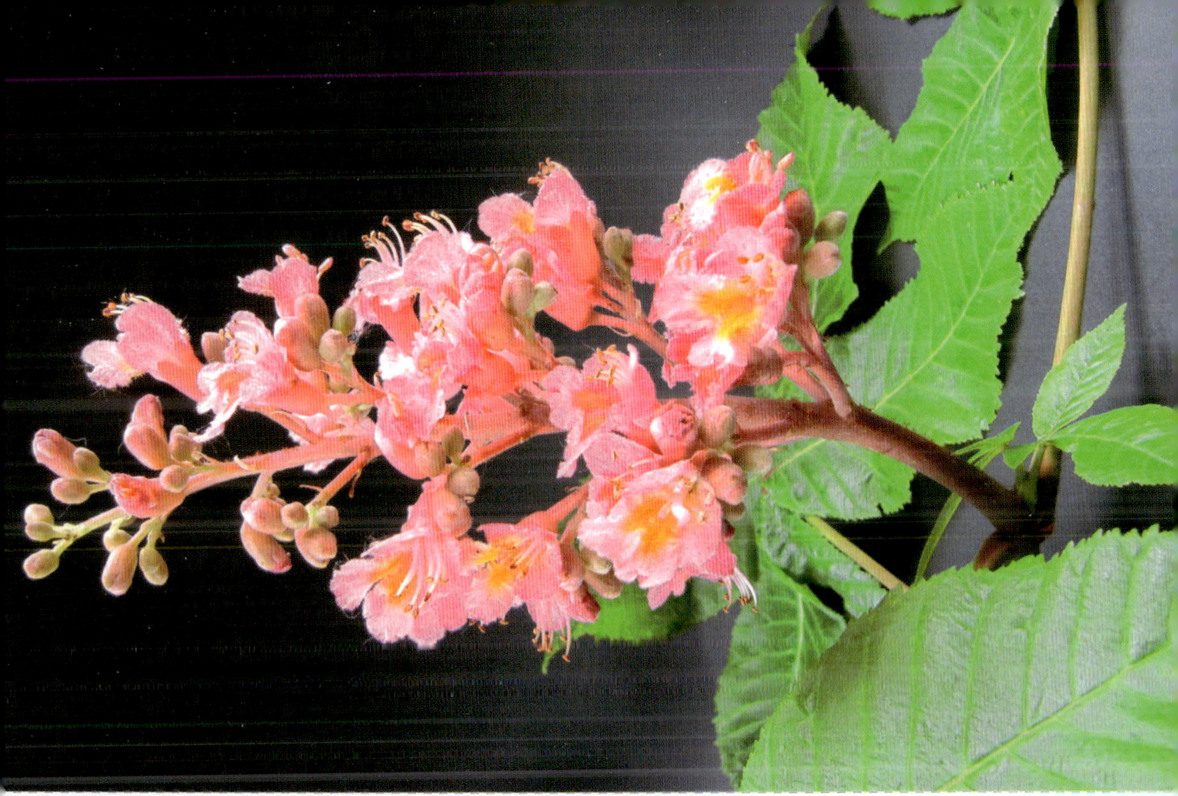

Red Chestnut

Rotblühende Kastanie - Aesculus carnea

Blüte Nr. 25

ist angezeigt bei Menschen, die in ständiger Angst um andere leben. Menschen im Red Chestnut-Zustand beschäftigen sich in Gedanken ständig um das Wohlergehen und die Gesundheit ihrer Angehörigen, in der Erwartung eines Unglücks. Sie fordern daher von ihren Angehörigen laufend Rückmeldungen, damit sie sicher sind, dass es ihnen gut geht, sie heil zu Hause angekommen sind oder dass ihnen ja nichts passiert ist. Sie treffen überzogene Vorsorgemassnahmen, damit ja nichts passieren kann.

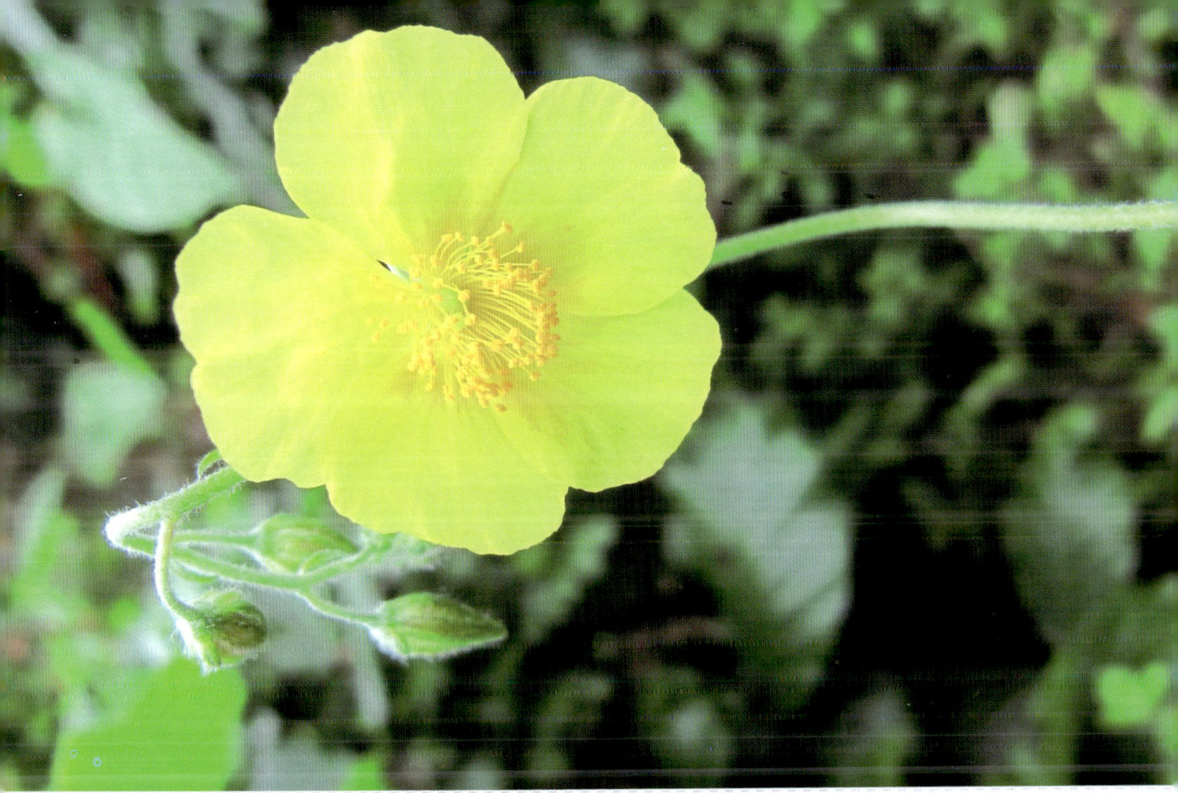

Rock Rose

Gelbes Sonnenröschen - Helianthemum mummularium

Blüte Nr. 26

eignet sich hervorragend zum Auflösen von Blockaden, die durch akute Panikzustände und Todesangst verursacht wurden (z.B. traumatische Geburt, Unfallschock, vergangene Panikattacken, Herzinfarkt), denen der Betroffene hilflos ausgeliefert war. Menschen im Rock Rose-Zustand sind in Situationen wie gelähmt und unfähig zu reagieren, die sie an dieses Ereignis erinnern. Sie meiden daher möglichst alles, über das sie keine Kontrolle haben und welches sie wieder in den Zustand des Ausgeliefertseins versetzen könnte. Neben akuten Situationen liegen die ursprünglichen Auslöser des Rock Rose-Zustandes oft weit zurück in der Vergangenheit und wurden oftmals verdrängt. Die Betroffenen sind sehr fragil, da sie meist schon Erfahrung mit ihrer Panik und deren Auswirkungen gemacht haben.

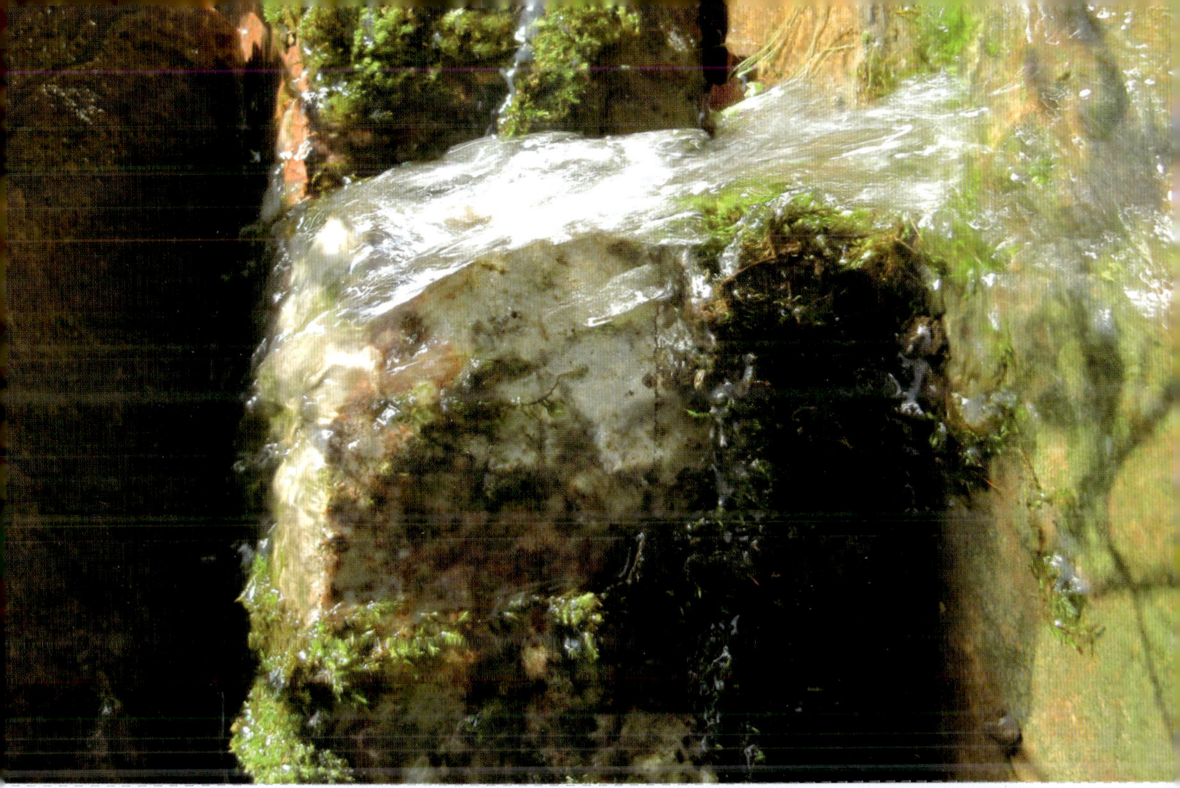

Rock Water

Wasser aus heilkräftigen Quellen

Blüte Nr. 27

für Menschen, die nach strengen Idealen und starren Prinzipien leben. In eigenen, inneren Gesetzen leben und leicht in die Gefahr kommen, vitale Bedürfnisse zu unterdrücken. Rock Water-Typen sind sehr hart gegen sich selbst. Wenn es ihre Ideologie verlangt, zeigen sie sich gesund, stark und aktiv, um damit ein Vorbild für andere zu sein und ihre Ideologien zu bestätigen. Sie leben nach festen Regeln, die sie auch streng einhalten. Dadurch müssen sie sich vieles versagen, da ihr Leben über den Kopf gesteuert wird und Emotionen und Freude zu kurz kommen.

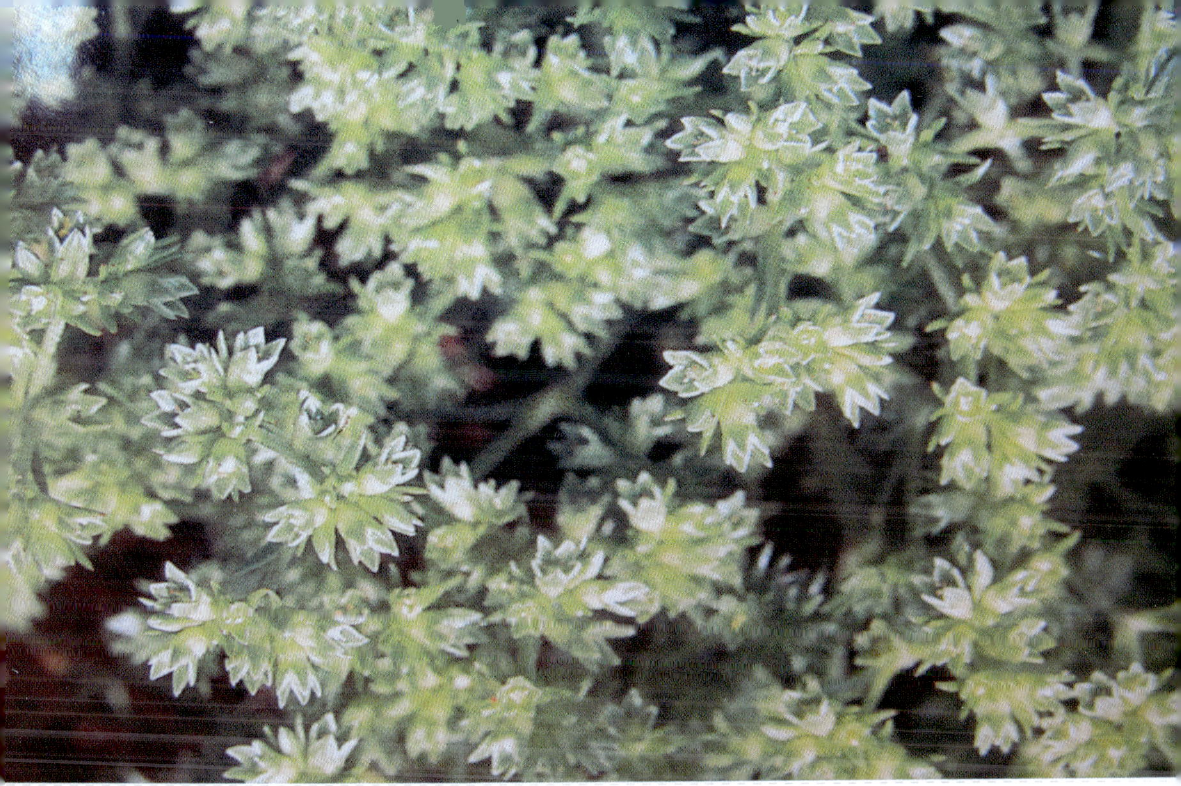

Scleranthus

Einjähriger Knäuel - Scleranthus annuus

Blüte Nr. 28

für Unentschlossene, die ständig zwischen zwei Möglichkeiten hin- und hergerissen sind, dauernd in dem Gefühl leben, sich nicht zwischen diesen zwei Möglichkeiten entscheiden zu können. Nicht die Menge der Möglichkeiten überfordert sie, sondern das Ja oder Nein, das Dieses oder Jenes. Später zweifeln sie oft an ihren getroffenen Entscheidungen, da es für beide Alternativen Argumente gab. Dieser Grundzug ihrer Wechselhaftigkeit zeigt sich auch in ihren Stimmungen, ihrer Arbeitsweise und ihrem Verhalten, da auch selbst oft für sie die kleinen Entscheidungen des Alltags schwierig sind.

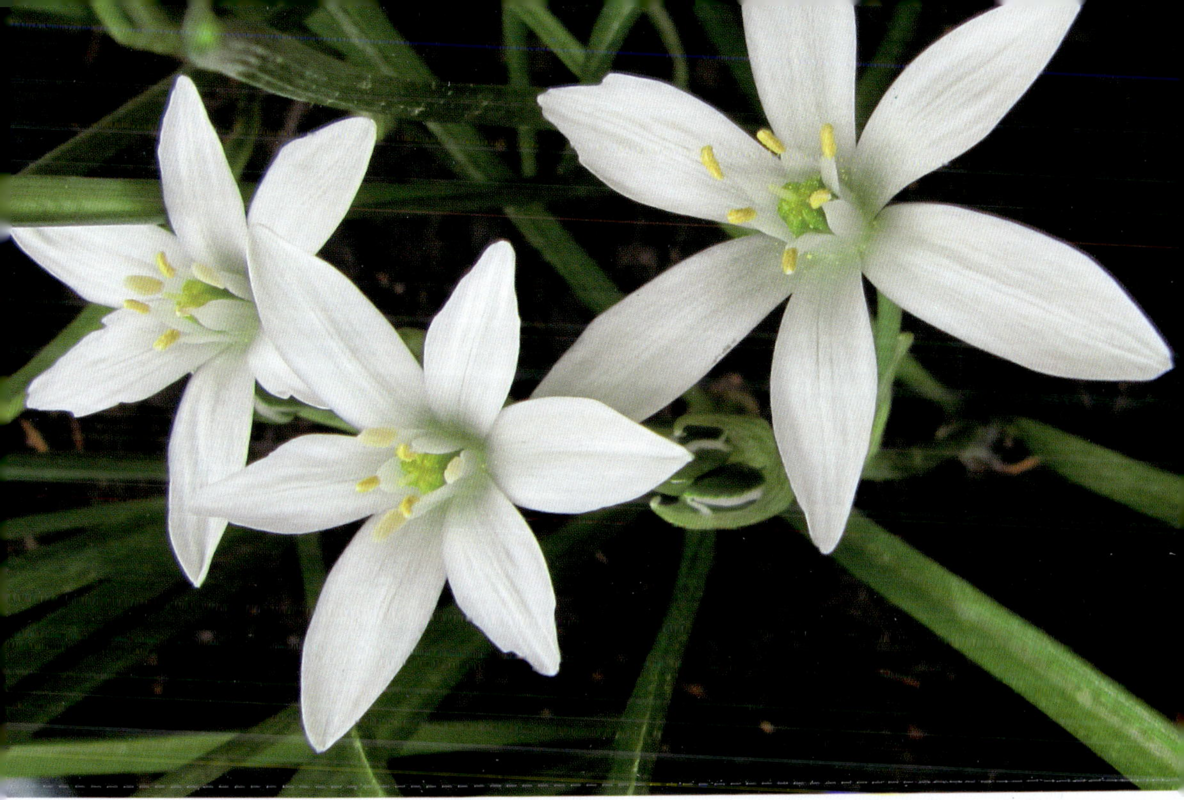

Star of Bethlehem

Doldiger Milchstern -
Ornithalogalum umbellatum

Blüte Nr. 29

Sie ist sehr hilfreich bei Problemen, die auf akuten seelischen Verletzungen beruhen. Star of Bethlehem wird bei Schicksalsschlägen, Schocks, Kummer, schlechten Nachrichten, Enttäuschungen oder unglücklicher Liebe verwendet. Für alle die sich in einer Situation befinden, die sie sehr unglücklich macht.

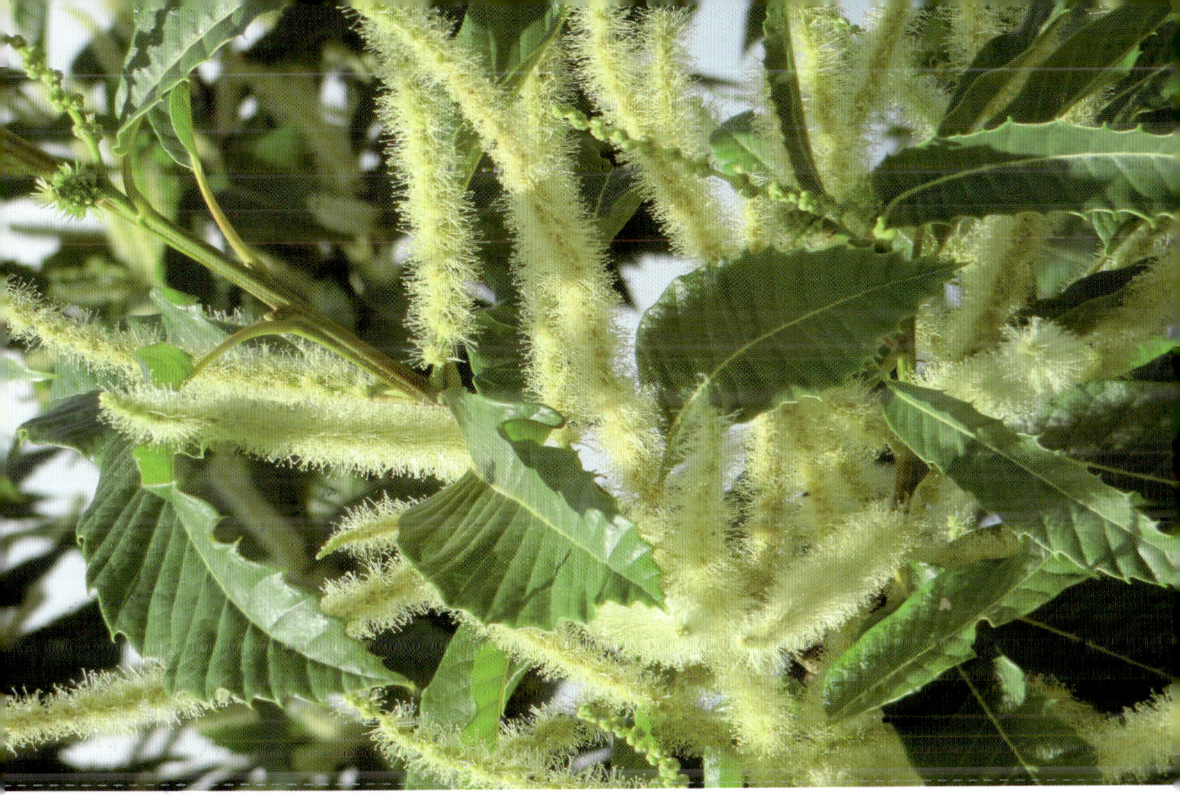

Sweet Chestnut

Esskastanie - Castanea sativa

Blüte Nr. 30

hilft über Phasen tiefster Verzweifelung und Ausweglosigkeit hinweg. Sweet Chestnut ist indiziert nach unerwarteten Schicksalsschlägen, wie Tod eines Angehörigen, finanziellem Ruin oder schwerer Krankheit, wenn alles Weitere sinnlos erscheint und man die Grenze seiner Kraft erreicht hat, verzweifelt kämpft und mit dem Rücken zur Wand steht.

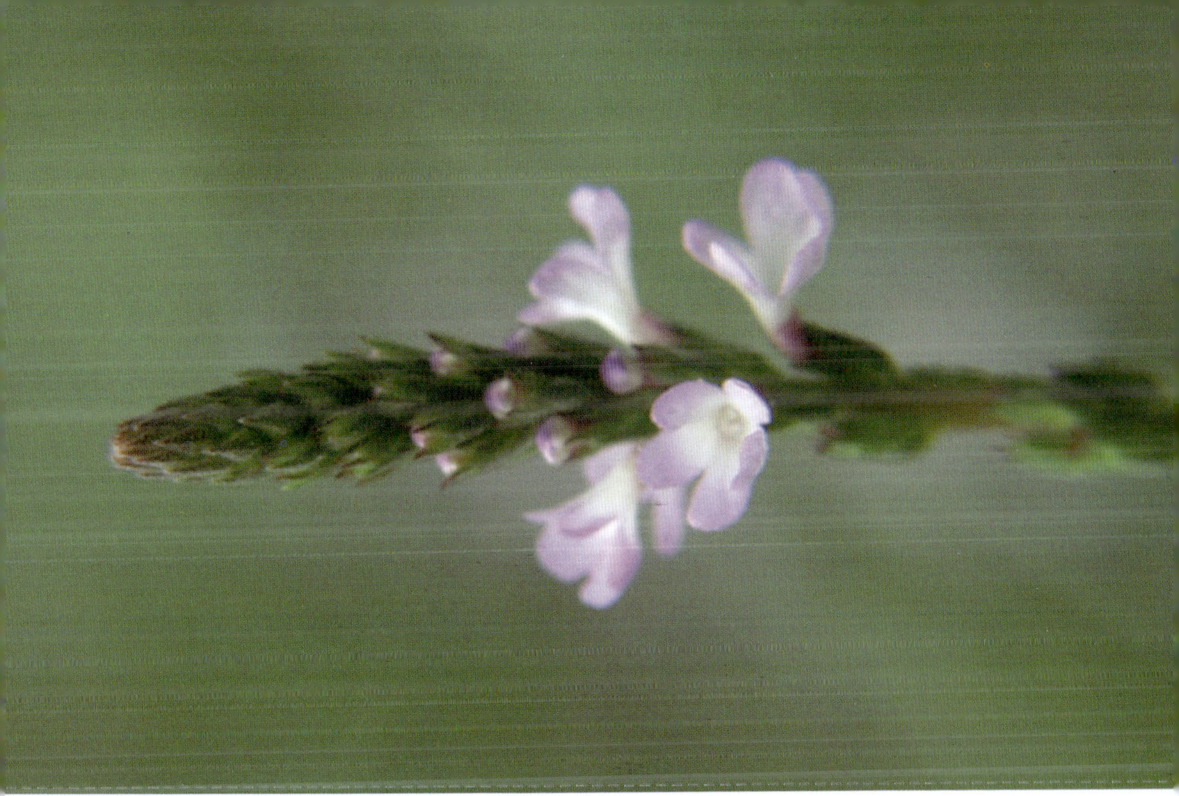

Vervain

Eisenkraut - Verbena officinalis

Blüte Nr. 31

Sie passt für Menschen, die zum Überschwang neigen, in ihrer Begeisterung oft keine Grenzen kennen und andere in ihrem Übereifer zu überzeugen versuchen. Vervain-Typen haben oft eigene Prinzipien, von denen sie nicht abweichen. Sie versuchen mit Nachdruck auch ihr Gegenüber davon zu überzeugen und reagieren mit verbissenem Eifer, wenn ihre Überzeugungsarbeit nicht fruchtet. Sie stellen hohe Ansprüche an sich selbst und können daher innerlich völlig verkrampft sein.

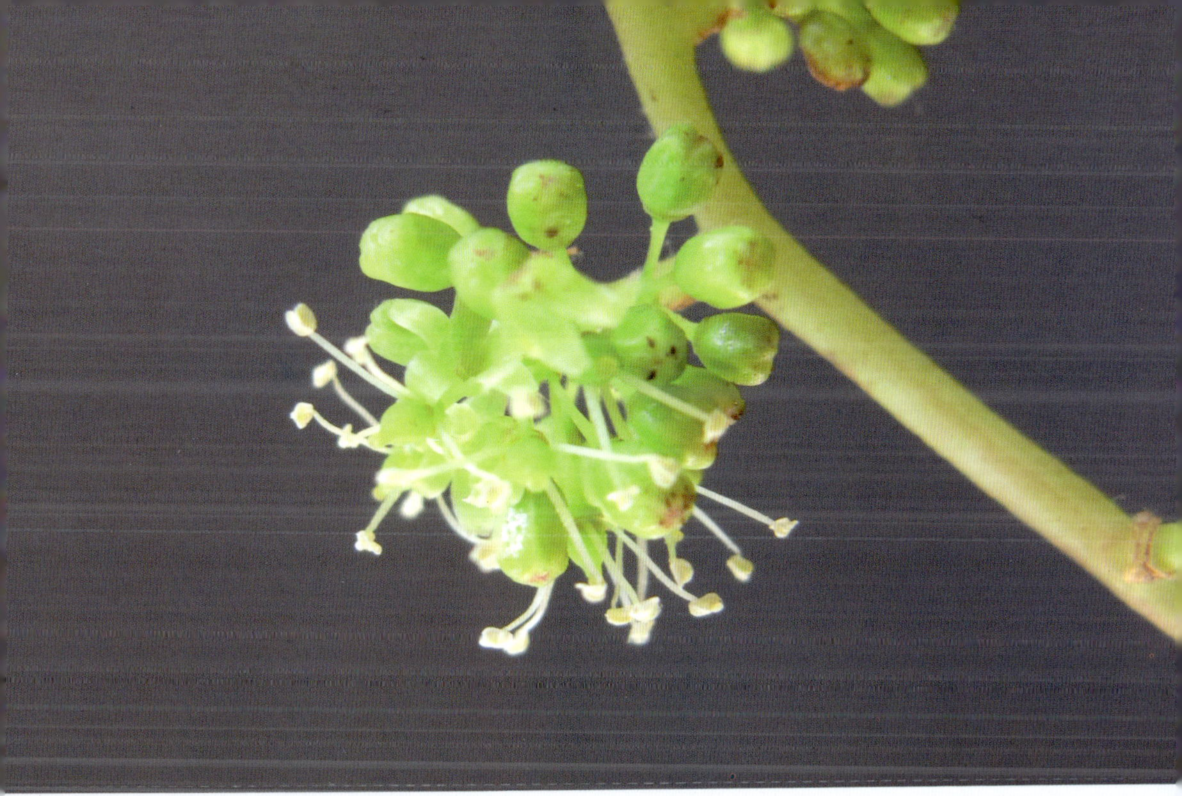

Vine

Weinrebe - Vitis vinifera

Blüte Nr. 32

für dominante Menschen, die keinerlei Verständnis für andere haben. Vine-Typen sind die selbstsicheren Führerpersönlichkeiten, die von sich selbst übezeugt sind und ihre Ansichten und Meinungen durchsetzen wollen. Sie sind häufig rücksichtslos, egoistisch, gefühllos und unsensibel und setzten das bewusst ein. Sie können tyrannisch und dominant sein, ohne jegliche Kritikfähigkeit, Mitgefühl oder Scham vor den Auswirkungen ihrer Entscheidungen. Sie brausen bei Widerstand auf, setzten dann aber gleich wieder ihre eigentliche Strategie berechnend fort.

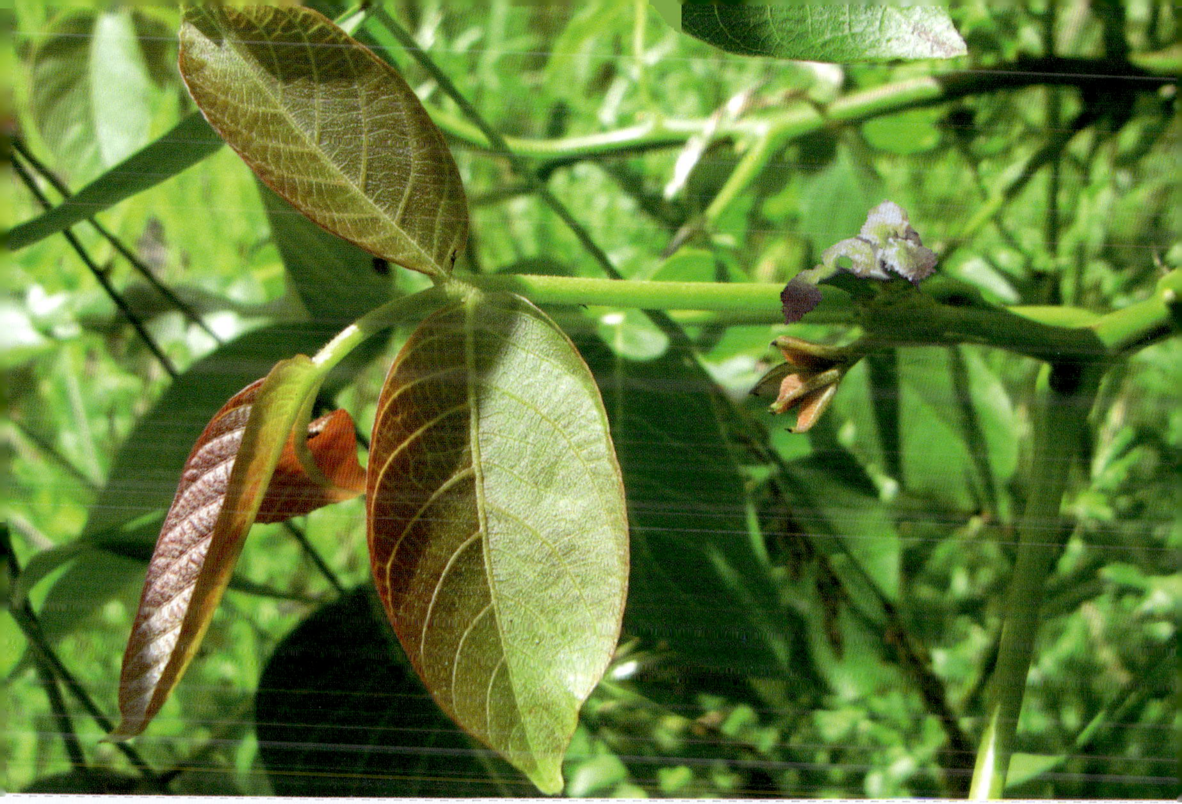

Walnut

Walnuss - Juglans regia

Blüte Nr. 33

schützt vor äußerer Beeinflussung und bei Verunsicherung in Neubeginnphasen. Sie hilft Menschen, sich in Neubeginn- Situationen von anderen, äußeren Umständen oder Zwängen nicht verunsichern zu lassen. Hilft bereits getroffene Entscheidung zu realisieren und sich von Altem zu lösen. Walnut bestärkt die Betroffenen auch gegen die Widerstände anderer standhaft zu bleiben und ihre gesetzen Ziele zu verwirklichen und das Neue anzunehmen.

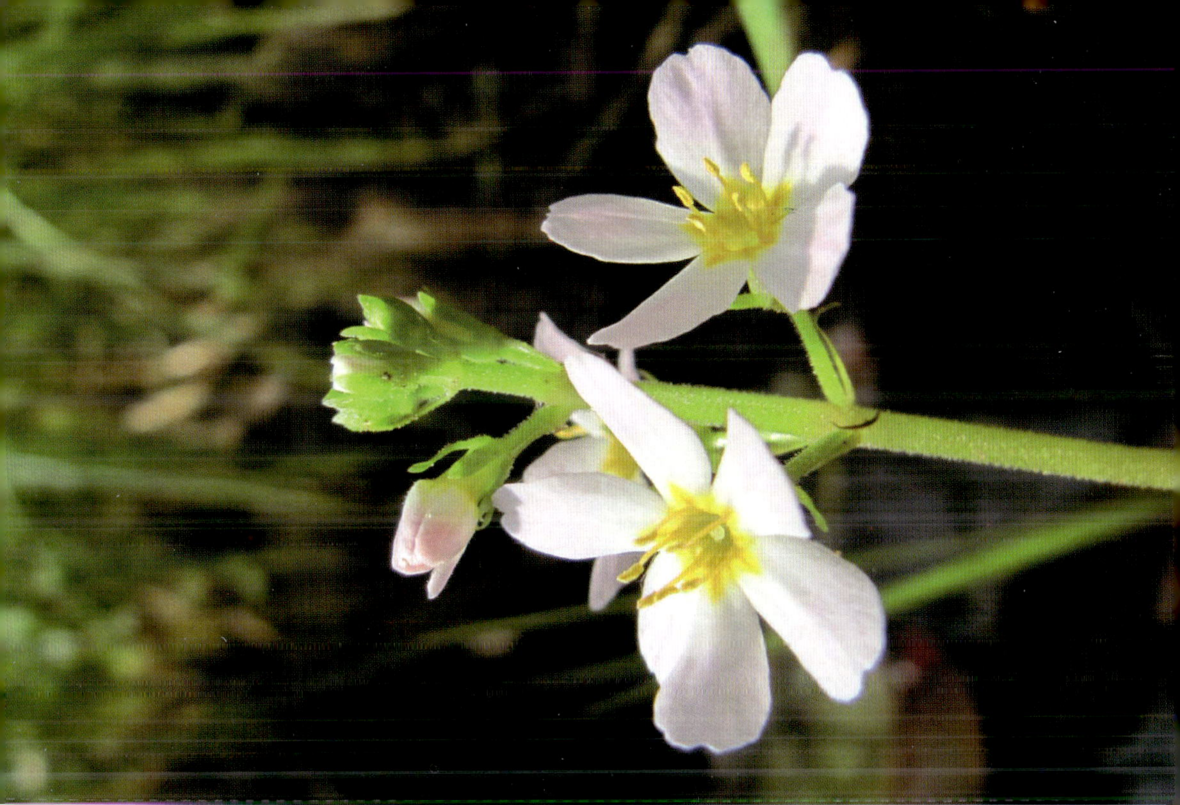

Water violet

Sumpfwasserfeder - Hottonia palustria

Blüte Nr. 34

hilft, die innere Distanz zur Umgebung und das damit verbundene Gefühl der Überlegenheit zu überwinden und positive Eigenschaften wie Offenheit für andere zu entwickeln. Water Violet-Typen sind fast immer ruhige, begabte, tolerante und selbstsichere Menschen, die sich kaum um die Meinung anderer kümmern und sie in Ruhe lassen. Meist aus innerer Überlegenheit ist es unter ihrer Würde zu streiten oder Gefühle offen zu zeigen.

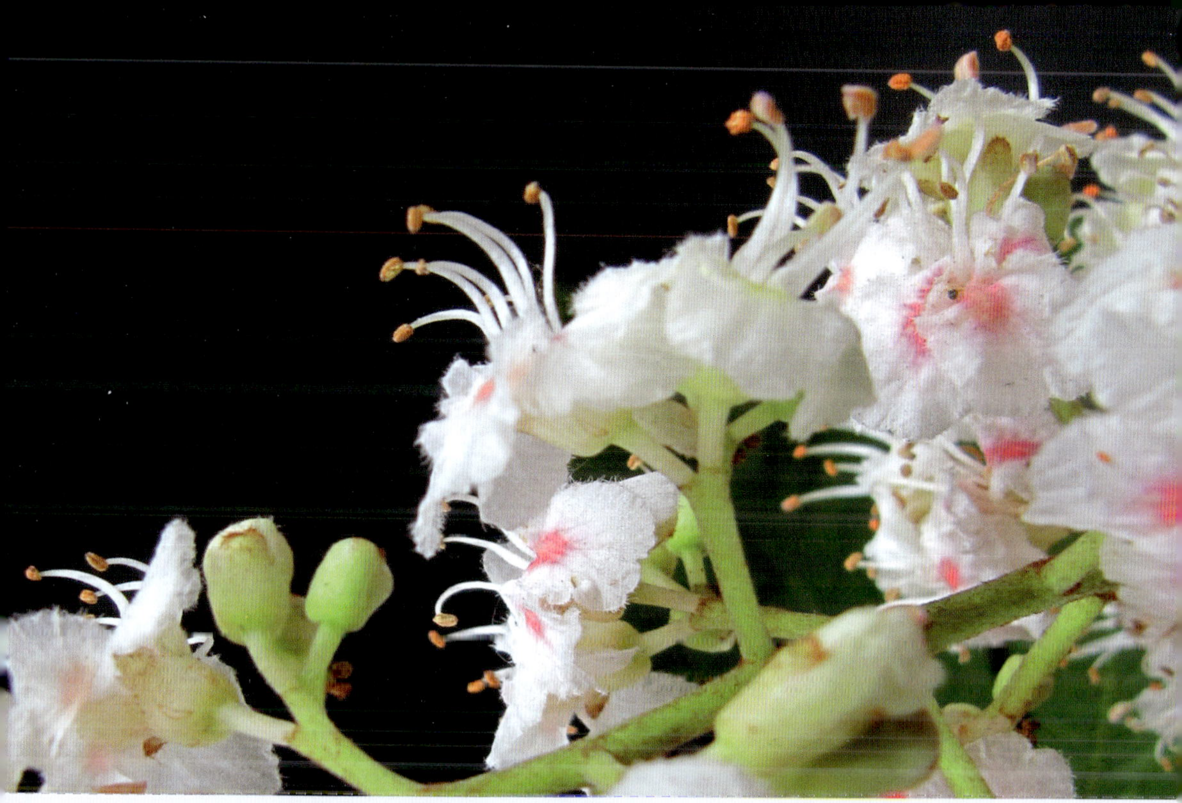

White Chestnut

Rosskastanie - Aesculus hippocastanum

wenn Gedanken unaufhörlich im Kopf kreisen und den Betroffenen mit unkontrollierbarer Penetranz quälen. Der White Chestnut-Typ kann nicht abschalten, ständig drängen sich ihm Gedankenfetzen, Gespräche oder Melodien in den Sinn, die ihm keine Ruhe lassen. Die unaufhörliche Gegenwart solch unangenehmer Gedanken zerstört den inneren Frieden und verhindert die Konzentration auf das Wesentliche, da diese Gedanken immer wieder durchbrechen und in das Bewusstsein eindringen.

Blüte Nr. 35

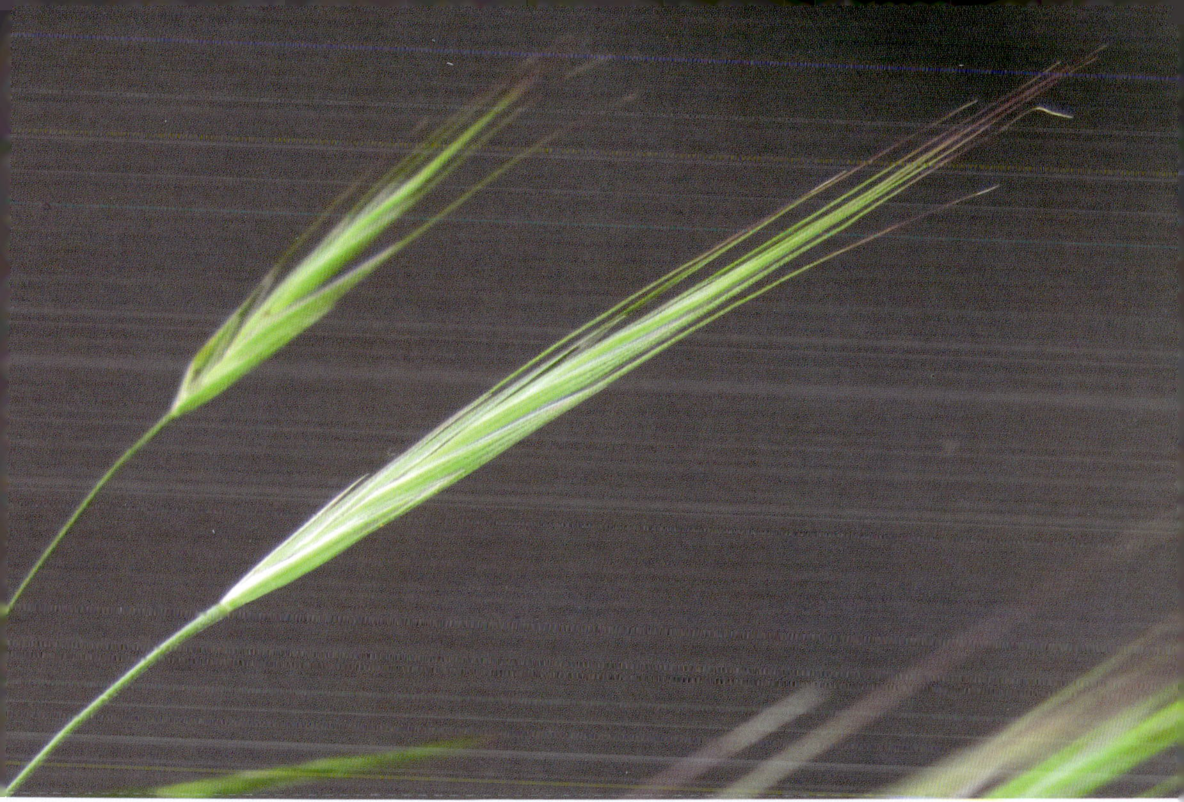

Wild Oat

Waldtrespe - Bromus ramosus

Blüte Nr. 36

für Personen, die sich von der Vielzahl der Möglichkeiten verwirren lassen und somit manchmal unter Ziel- und Orientierungslosigkeit leiden. Sie hilft, sich auf das Wesentliche zu besinnen und voll konzentriert die anstehenden Entscheidungen in Angriff zu nehmen. Wild Oat-Typen sind unzufrieden, weil sie trotz ihres grossen Ehrgeizes kein klares Ziel vor Augen haben. Sie probieren alles Mögliche in ihrem Leben aus, wechseln häufig ihre Partner, ihren Beruf oder ihre Wohnung und trotzdem ist es nie das Richtige und das Leben gleitet eintönig und ereignislos ohne Höhen und Tiefen dahin. Wild Oat Typen fangen alles Mögliche an, bringen es aber nicht zu Ende.

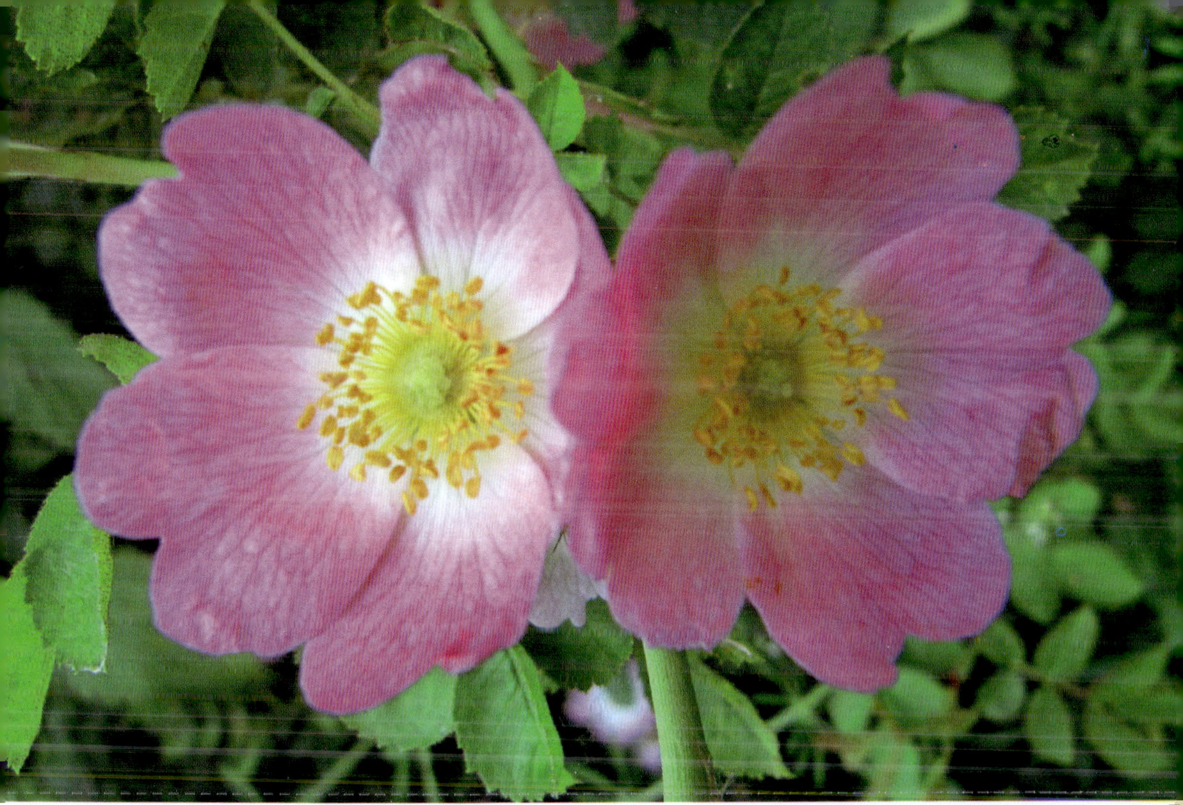

Wild Rose

Heckenrose - Rosa canina

Blüte Nr. 37

hilft, die eigene Antriebslosigkeit zu überwinden, die ursächlich die Folge einer innerlichen Kapitulation ist. Wild Rose-Typen haben wegen eines Ereignisses in ihrem Leben kapituliert, sind resigniert und antriebslos und sehen auch keinen Sinn mehr darin zu versuchen ihrem Leben wieder eine bessere Richtung oder einen Sinn zu geben. Sie sind initiativlos, nehmen alles mit stoischer Gelassenheit auf und finden sich mit ihrem Schicksal ab. Ihr Leben verläuft ohne Höhen und Tiefen, aber auch ohne Freude.

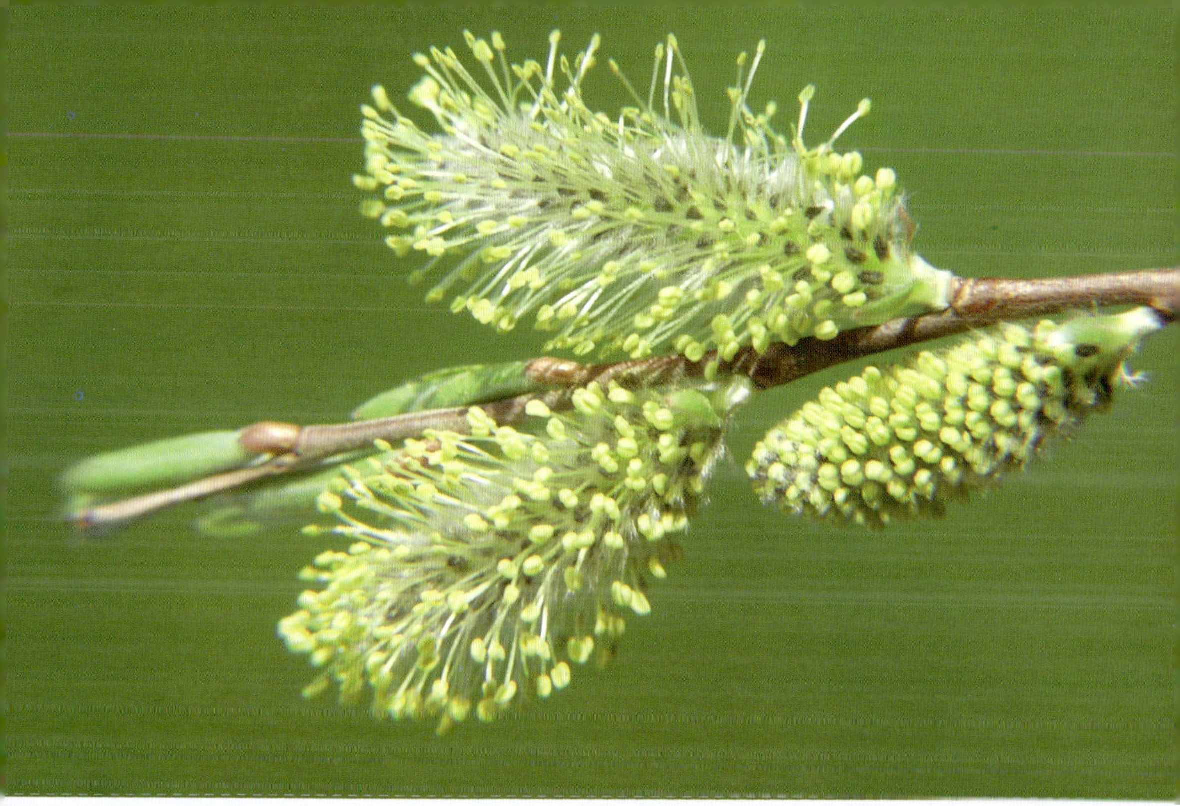

Willow

Gelbe Weide - Salix vitellina

Blüte Nr. 38

paßt für Menschen, die aufgrund eines Schicksalsschlages verbittert sind und denen es schwerfällt zu verzeihen. Willow kann helfen, den angestauten Hass loszulassen und auf andere Menschen wieder unvoreingenommen zugehen zu können. Menschen im Willow Zustand fühlen sich als ungerechtes Opfer des Schicksals. Sie sind oft misstrauisch und nachtragend und gönnen anderen deren Glück nicht. Sie fressen den Ärger in sich hinein und sind deshalb voller Bitterkeit, da sie der Überzeugung sind vom Leben betrogen worden zu sein. Sie fühlen sich ungerecht behandelt und suchen stets einen Schuldigen.

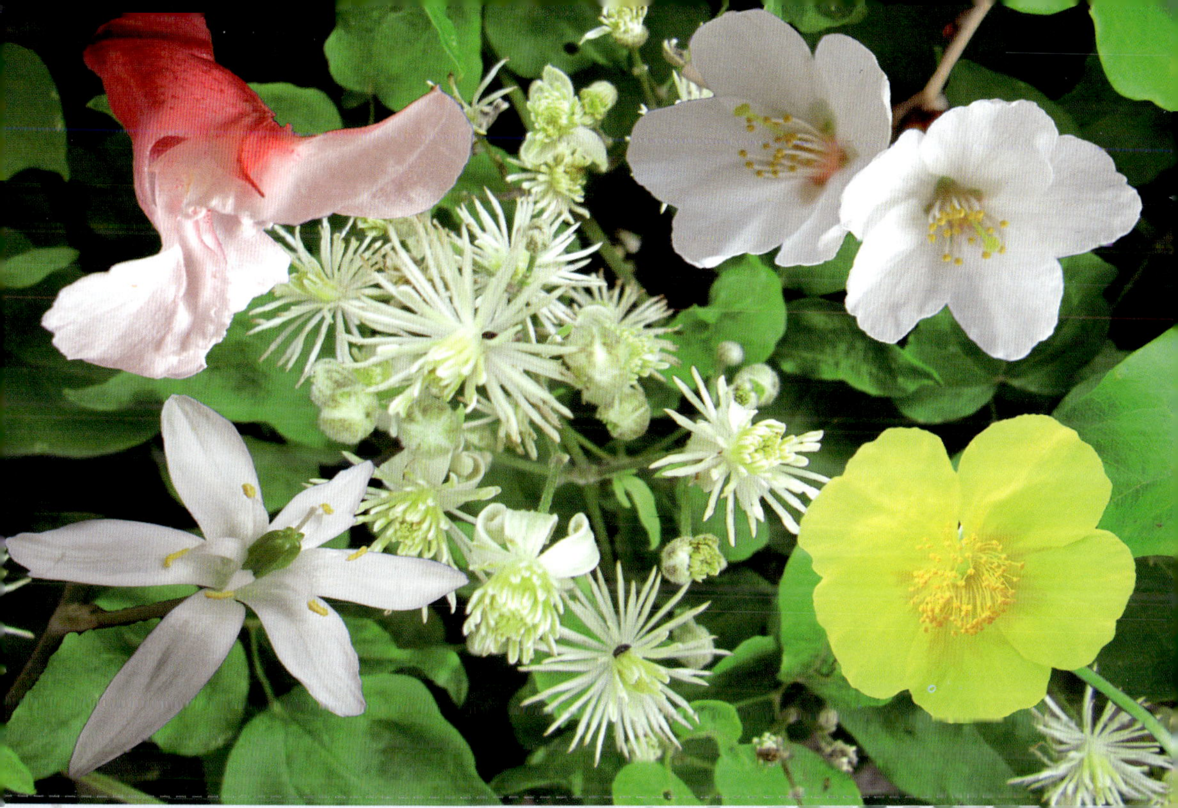

5 Blüten Notfall Rescue

fertige Blütenkombination, die als Erste-Hilfe-Maßnahme aller Art eingesetzt werden kann. Die Mischung hilft ein energetisches Ungleichgewicht aufzulösen, die innere Spannung nach einem Schockerlebnis abzubauen und mit negativen Erlebnissen oder Ängsten besser umzugehen. Sie ist für Betroffene und Helfende gleichermaßen hilfreich.

Die Mischung besteht aus folgenden Blüten:

- Star of Bethlehem: für den Schockzustand
- Rock Rose: gegen akute Angst und Panikgefühle
- Impatiens: gegen innere Spannungsgefühle und Stress
- Cherry Plum: gegen die Angst, aus Verzweiflung durch zudrehen
- Clematis: gegen das Gefühl, «nicht ganz da» zu sein

Blüte Nr. 39